疫苗是什么

主　编　　孙晓冬

主　审　　刁连东

执行主编　　董　晨　郭　翔

编　委　　尹纯礼　邓鹏飞　朱　江　朱　祺
（以姓氏笔画为序）
　　　　　纪　洁　李　思　李稼骏　余　平
　　　　　汪　曦　沈静雯　张　倩　陈琳琰
　　　　　金　伟　夏　雯　郭　颖　蒋丽丽

上海科学技术出版社

图书在版编目（CIP）数据

疫苗是什么 / 孙晓冬主编. -- 上海 ：上海科学技术出版社，2021.4（2022.4 重印）
ISBN 978-7-5478-5307-8

Ⅰ. ①疫… Ⅱ. ①孙… Ⅲ. ①疫苗－普及读物 Ⅳ.
①R979.9-49

中国版本图书馆CIP数据核字(2021)第056554号

疫苗是什么

主编　孙晓冬

主审　刁连东

上海世纪出版（集团）有限公司
上海 科 学 技 术 出 版 社　出版、发行

（上海市闵行区号景路 159 弄 A 座 9F－10F）
邮政编码 201101　　www.sstp.cn
浙江新华印刷技术有限公司印刷
开本 890×1240　1/32　印张 4.5
字数 108 千字
2021 年 4 月第 1 版　2022 年 4 月第 2 次印刷
ISBN 978-7-5478-5307-8/R·2288
定价：58.00 元

　　本书为疫苗相关知识的通识科普图书，主要内容以人类历史上重大疫情对世界的挑战、疫苗发展的历史进程为主线和背景，讲述疫苗促进科技进步和人类历史转折发展的相关历史、科学事件和人物故事，向读者普及疫苗接种所涉及的免疫学概念、疫苗技术常识以及疫苗可预防疾病的科学知识，重点介绍我国免疫预防接种事业取得的历史成就，以增强人民群众战胜疫情的信心。

　　本书作者为上海市疾控系统内免疫规划领域的一线专家学者，经验丰富。全书内容实用，可读性强，可供广大读者朋友们在了解疫苗接种知识时阅读参考。

　　疫苗是什么？我们为什么需要接种疫苗？疫苗能帮助我们做什么……关于疫苗，我们有太多的问题。席卷全球的新冠肺炎疫情不仅让人们自觉戴上了口罩，也让新冠病毒疫苗走进了公众的视线。

　　各位读者阅读完《疫苗是什么》这本书，可能会发现：接种疫苗，是预防和控制传染病最有效、最便捷、最经济的手段，是我国基本公共卫生服务的重要内容，也是我国医疗卫生事业中成就最显著、影响最广泛的工作之一。疫苗的广泛应用在世界范围挽救了数千万生命，疫苗被誉为人类在医学领域的伟大发明之一。

　　疫苗的诞生旨在减少疾病发生，保护人类健康。20 世纪 70 年代被消灭的疾病——天花正是依靠广泛使用天花疫苗实现的。我国始终重视儿童的疫苗接种，从"四苗防五病"一路走来，在众多免疫规划人员的辛勤付出与社会公众的积极配合下，我们已经在 3 个 85% 目标下实现了全国适龄儿童免疫规划疫苗的高水平接种率，见证了 2000 年中国被世界卫生组织认证消灭了脊髓灰质炎，2016 年中国再次因新生儿接种乙肝疫苗大幅降低乙肝病毒感染率而获世界卫生组织嘉奖。随着我国预防接种制度的日臻完善，科学、规范的疫苗接种服务带给我们的健康福利也越来越多。

熟悉历史，才能展望未来。《疫苗是什么》展现了人类历史上面对众多烈性传染病的无奈。疫苗诞生之时也同样众说纷纭，褒贬不一，但疫苗用防病的实效为人类的健康屡立奇功。20 世纪青霉素的发现一度中断了疫苗研发的进程，人类似乎看到了青霉素带来的"包治百病"的美好未来。但是伴随着抗生素滥用，耐药菌的出现让临床医生束手无策，也让医卫人员再次将目光投向了疫苗，疫苗的研发也因此再次进入快车道。在《疫苗是什么》这本书里，你可以看到众多类似的情况在人类历史上频频出现，人类也通过疫苗改变了这个世界，让每个新生儿不再因疫苗可预防的疾病而夭折，让全人群都能享受到少生病、不生病的健康福祉，大幅延长了人类的寿命，让无数的不可能变成了可能。

疫苗的研发与应用在新时期碰到新问题。1998 年一篇关于麻腮风联合减毒活疫苗的不实报道（本书第 133～135 页）让欧洲多国的疫苗接种一度陷入停滞，这反映出公众对于疫苗的恐惧。虽然疫苗是特殊的药品，但接种疫苗时的心态很难与因病痛就诊时的心态相提并论。毕竟当你坐在临床医生前，希望医生尽快提供有效药品缓解或消除现有的病痛，这时候患者的治病需求更强烈。在接种疫苗时，这种心态就发生了变化，因为接种疫苗的人不会认为自己是患者，而是健康人，在接种疫苗后防病的效果往往又很难被感受到，能体会到的只有可能发生的不良反应，所以疫苗就容易被认定是影响健康的不利因素。要消除公众的顾虑，就要讲事实摆道理，要将疫苗保护健康的"隐形"功效充分展现出来，要让大家明白疫苗接种后产生的保护性抗体才是守护每个人健康的最后一道屏障。所以，我们在《疫苗是什么》这本书的最后一章介绍了关于"反疫苗运动"这一荒谬的举动及其背后的原因。

站在现在的时间点上，我们在预防接种上还有很多新的挑战。全球化带来国内外交流日趋频繁，如果没有足够的人群免疫保护屏障，那我们将在应对全球重大传染病上也同样面临巨大的压力。近年来，随着EV71肠道病毒疫苗、肺炎球菌结合疫苗、宫颈癌疫苗、新冠肺炎疫苗等新疫苗陆续上市使用，公众可以选择的疫苗品种在不断增加，因疫苗使用构建起来的免疫保护屏障将更加完善与多样，但如何确保稳定持续的疫苗供应，已经成为当前与未来的重点工作内容。不过，我们相信机遇与挑战并存，只要本着为人民服务的宗旨，恪守本心，以工匠精神努力雕琢预防接种事业，我们定将在守护生命这条道路上越走越远，越走越开阔。

最后，希望各位读者在《疫苗是什么》这本书里找到自己关注问题的答案。正如莎士比亚所说"一千个人眼中有一千个哈姆雷特"，每个人对于疫苗接种的诉求不尽相同，我们也只是为大家展示疫苗的"前世今生"，尽量消除大家面对疫苗接种的种种顾虑。各位编者在编写本书的同时，也积极奋战在新冠肺炎疫情防控和新冠病毒疫苗接种工作一线，时间仓促，如有撰写欠妥或错误之处，还请各位读者不吝赐告，以便修正。

孙晓冬

2021年3月

引言：我们为什么需要疫苗

1776 年，英国医生爱德华·琴纳提出用牛痘来预防天花感染，世界上第一款疫苗从此诞生。短短的 200 多年时间，正是由于有了疫苗，人类消灭了天花，脊髓灰质炎病例大幅减少，麻疹、新生儿破伤风等疾病的发病率也显著下降。疫苗接种被认为是近现代医学科学的伟大成就之一，同时也是回报率最高的公共卫生投入之一。

2019 年末至 2020 年初，一场突如其来的疫情打破了我们原本平静的生活。在党中央的高效领导下，全国人民众志成城、万众一心抗击新型冠状病毒肺炎疫情，并取得了显著成效，科学界也已经研制出多款新冠病毒疫苗来抗击疫情，让我们的生产、生活逐渐恢复正常秩序。

被改变的世界

2019 年 12 月下旬，当时武汉出现了多例不明原因肺炎患者，武汉市卫生健康委员会在 2020 年元旦前一天发布"全市发现 27 例病例，多例肺炎病例与华南海鲜市场有关联"的通告，第二天华南海鲜市场关停休市。公众开始关注每日病例人数的变化，有意识地采取个人防护措施，迎接农历新年的气氛似乎未受到影响。

2020年春节前夕，新冠病毒作为病原体及其人传人特性受到关注，并得到众多专家和相关主管部门确认。

2020年1月23日10时，有着121年历史的汉口火车站关闭，武汉全城封城隔离。随后除了山林遍布的神农架林区，湖北省几乎进入封闭状态。

2020年1月29日，全国31个省份全部启动应急响应。

2020年1月31日，世界卫生组织在日内瓦宣布新冠肺炎疫情已在全球爆发。自此，全球步入了延续至今的"新冠肺炎时期"：熟悉的工作和生活基本停滞，曾经说走就走的旅行已然变成一种奢望。截至2021年3月底，全球新冠肺炎确诊病例早已超过一亿人，死亡病例超过270万人。

延续至今的疫情，让我们原本的非常态应对日渐成为一种生活的常态。口罩成为我们生活的必需品，体温高低和绿码有无成为衡量是否健康的标准线，日常宅家也一度变成一种普遍的生活状态。新冠肺炎疫情不仅改变了我们个人的生活和社交方式，也成为全球经济、政治秩序和世界格局转折和大变局的加速器。

人类的武器

距武汉首次通报不明原因肺炎病例不到一周的时间内，中国疾病预防控制中心的专家成功从1例阳性病例标本中分离出类似"非典"（SARS）病原体的新型冠状病毒并测得了该病毒的全基因组序列，此后我国宣布同世界卫生组织和其他各国共享新冠病毒的全基因组测序结果。

冠状病毒是一类在动物与人之间传播的单链RNA病毒。此前，可感染人类的冠状病毒共有 6 种，其中 4 种致病性较弱，一般引起类似感冒的呼吸道感染，另外两种可以导致中东呼吸综合征（MERS）和"非典"。从进化起源和病原亲缘关系的角度来说，本次疫情的病原体——新冠病毒与SARS 病毒有着 80% 的相似度，另外 20% 的变异度使得新冠病毒在发病表现上更加隐匿而狡猾。

世界各地的科学家立即开始了对新冠病毒的研究。病毒学家快速借助病毒全基因序列研究出针对新冠病毒的诊断检测方法，结构生物学家破解了病毒的蛋白质结构，这为后继者研制出抗击病毒的武器——安全有效的疫苗奠定了基础，这是战胜疫情的希望！

从技术路线上讲，目前国内外专家正在研发的新冠病毒疫苗主要有5 大类，分别为灭活疫苗、重组亚单位疫苗、载体病毒疫苗、核酸疫苗（DNA 和 RNA 疫苗）以及其他疫苗（包括病毒样颗粒疫苗和减毒疫苗）。灭活疫苗采用技术成熟的物理化学方法杀灭新冠病毒并消除其致病力，能激活机体的免疫反应，却不会导致机体感染；重组亚单位疫苗专攻病毒的关键组分——"S 蛋白"；载体病毒疫苗是把 S 蛋白的基因整合到腺病毒等载体的"外壳"下，激活机体的免疫反应；而核酸疫苗是一种全新技术的疫苗，在新冠肺炎疫情暴发之前尚无人用核酸疫苗获批上市，却在新冠病毒疫苗赛道上呈现出不弱的势头。

据统计，截至 2021 年 2 月 2 日，全球共有 177 种候选疫苗正在进行临床前评估；63 种候选疫苗正在进行临床评估。在临床前阶段，研究人员首先在实验室和动物身上进行实验，包括疫苗制备工艺、抗原的选择、稳定性等研究；Ⅰ、Ⅱ、Ⅲ期临床试验则是在动物实验证实安全有效后进行，评估疫苗的安全性（耐受性）、免疫反应、保护效力，这些都是疫苗上市必需的基础步骤。在多种研发新冠病毒疫苗的技术路线中，两款 mRNA疫苗最先公布临床试验结果，疫苗有效性都超过了 90%。国内新冠病毒灭活疫苗研发速度也紧随其后，中期试验数据显示有效性均超过 50%。据 2021 年 3 月 20 日国务院联防联控新闻发布会透露的消息，目前我们国家有 16 款新冠病毒疫苗进入临床试验阶段，有 4 款获批附条件上市、1 款获批准紧急使用，其他两条技术路线的疫苗也基本在Ⅲ期临床或者很快进入Ⅲ期临床阶段。

无论是技术成熟的灭活疫苗，还是人类历史上的第一支获批的 mRNA 疫苗，现存的每条技术路线都必然存在一定的优势和劣势。但新冠病毒疫苗从孕育到出生都被世界寄予了厚望，当负面消息被过度解读和放大时，公众接种时容易产生"疫苗犹豫"。因此，在增强公众对疫苗的信心上，全球 9 家领先的跨国生物技术以及制药公司签署了"历史性宣言"，共同承诺在未来向全球监管机构提交新冠病毒疫苗申报资料和审批申请时将坚守科学诚信。

人类总是对未知事物充满恐惧，在与新冠病毒斗争的前进道路上虽时有磕绊，但我们相信，每一次的波折都是在为后续勃发蓄积斗志与能量！

拯救未来

随着新冠病毒疫苗的临床研发不断推进，越来越多的临床数据开始支撑新冠病毒疫苗的安全性和有效性，各国药监部门加速新冠病毒疫苗审批上市。2020 年 12 月 19 日，国务院联防联控机制新闻发布会召开，公布了我国新冠病毒疫苗接种"两步走"的计划，部分重点人群首先开展新冠病毒疫苗接种，随着疫苗上市和产能提升，接种范围将进一步扩大。2020 年 12 月 31 日，国家宣布国产灭活新冠病毒疫苗已获批附条件上市并可为民众提供。截至 3 月 27 日，我国累计报告接种 10 241.7 万剂次。

物竞天择，适者生存。病毒的结构不稳定，为了适应不同的宿主和生活环境，变异成为病毒在自我复制过程中的"常态"选择。病毒在细胞内进行遗传物质复制所生成的"副本"并不总是完美，常会出现部分"错误"而发生基因突变。有些"错误"的后果可能使病毒不易于生存，也有可能使病毒变得更易传播甚至致病性更强。新冠病毒亦是如此，自新冠肺炎大流行开始以来，全球已经报道多个 SARS-CoV-2 变异株，世界卫生组织也定期评估新冠病毒的变异是否导致传播性、临床表现和严重程度的变化，或是否影响诊断工具、治疗方法和疫苗等应对措施的出台。

在与烈性传染病抗争、提升人均期望寿命的征途中，免疫接种发挥了重要的作用。疫苗每年能够拯救数百万人的生命，当我们接种疫苗时，我们保护的不仅仅是我们自己，也是在保护我们周围的人。从群体社会效应的角度来说，如果人群中有足够多的人对传染病有抵抗力，那么他们就能够起到保护那些没有接种疫苗者的作用，即所谓的群体免疫。对于那些可能无法接种的人群，比如婴儿、感染 HIV 的患者、免疫缺陷患者以及刚刚经历化疗的患者等，通过群体免疫获得保护显得尤其重要。

过去由于强调儿童接种疫苗的重要性，成年人疫苗免疫接种逐渐被忽略。随着近年创新疫苗的引入和我国自产创新疫苗时代的到来，以及此次新冠肺炎疫情的"催化"，越来越多的成人疫苗进入了大众的视野并被接受。疫苗不只是儿童的保护伞，全生命周期预防接种已经拉开了帷幕，成年人也应该通过接种疫苗获得保护力。疫苗不仅能够应对传染病的威胁，也能够预防慢性非传染性疾病和感染性疾病，如预防宫颈癌的 HPV 疫苗，以及为中老年人提供健康保护的流感疫苗、肺炎疫苗和带状疱疹疫苗等。新冠病毒疫苗研发的进展，使人们开始看到"病毒隧道尽头的光芒"，相信疫情过后春天也终将来临。

（编者：李思）

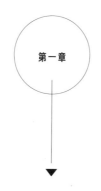

第一章

无声战争

早期的人类，由于科学和医学知识的缺乏，在与瘟疫的战争中，一次次见证着惨烈的悲剧：疫病席卷，生灵蒙难，但正是在与疾病的搏斗中"免疫"思想萌芽了……

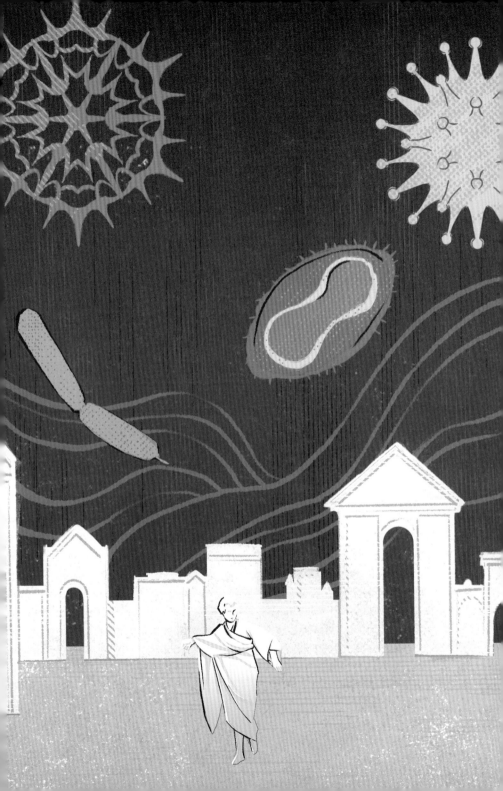

瘟疫年代

《集韵·平声·魂韵》:"瘟,疫也。"《说文解字·疒部》:"疫,民皆疾也。从疒,役省声。"瘟疫无形,不似枪炮钢铁,却也在冥冥之中影响着人类社会的走向。黑死病、天花等瘟疫均造成数以亿计的人口死亡,历史上每次大的瘟疫流行都会夺去无数人的生命,出现"万户萧疏鬼唱歌"的悲惨状况。

西方最早一次被文字记录下来的大瘟疫,是发生在公元前430年至公元前427年的雅典大瘟疫。雅典是古希腊的核心城邦,当时正在与以斯巴达为首的伯罗奔尼撒联盟发生战争,在即将看到胜利曙光之时,一场大瘟疫突然席卷雅典全城,使当时人口为20万~30万的雅典城近一半人口受传染而死亡,街道上死尸累累。瘟疫动摇了古希腊的国本,使关系到欧洲未来命运的伯罗奔尼撒战争最终以雅典的失败告终,宣告了古希腊黄金时代的终结。

历史行进到罗马帝国时期,又暴发了三场世界性的大瘟疫——极可能是天花的安东尼瘟疫(165—180)、很可能是线状病毒出血热的西普里安瘟疫(251—270)和地中海区域的首次黑死病——查士丁尼瘟疫(541—543)。

一般认为,安东尼瘟疫是由罗马帝国军队在小亚细亚半岛作战后带回来的,于公元164年在帝国东部边境的军队中流行。在其后两年中,这一疾病局限在东方,给派去近东地区作战的一支军队带来了严重的非战斗性减员。但到了公元166年,这场瘟疫就传到罗马，随后波及其他许多地区，死亡人数如此之多，以致从罗马城和其他城市中不断运出一车车尸体。当时皇帝奥里略的一个家庭导师的书信中提到了这次瘟疫，称它使一些地区死亡了1/3的人口，并且军队中1/10的士兵也被传染而死。瘟疫在15年之内已经严重影响到小亚细亚半岛，进而扩展至埃及、希腊、意大利，导致了大量人口死亡。公元180年，连皇帝马可·奥勒留也未能幸免于难。

这时，幸运的是，在罗马城中游学的盖伦医生将瘟疫的种种可怕症状详细地记录下来，为后人对瘟疫的研究提供了宝贵的第一手资料。人们为了纪念盖伦医生的这一功绩，安东尼瘟疫也就有了另一个称呼"盖伦流行病"。但当时，盖伦医生也没有有效方法去阻止瘟疫的蔓延。

几十年后的公元250年，西普里安瘟疫暴发，这场瘟疫迅速蔓延，影响到已知西方世界的各个地区，不仅人与人之间的接触会传染，而且患者穿过的衣服和用过的东西也是重要的传染源。当时的西普里安主教在他的作品《浩劫》(De Mortalitate)中对疾病描述道：

患者会出现腹泻、呕吐、发热、耳聋、失明、瘫痪等一系列症状，而到最后的结果往往就是死亡。

这是我们现在能看到的关于那次瘟疫唯一的资料。这场瘟疫肆虐了15年，在高峰期罗马城每天死亡多达5000人，有些人甚至认为整个人类都有可能再也无法生存下去。公元270年，皇帝克劳狄乌斯·哥特库斯也因感染瘟疫而亡。它与当时西罗马帝国的政治、经济、军事等的衰退共同构成了"三世纪危机"。

公元6世纪，一场世界性的大瘟疫又降临在东罗马帝国，这可能是有记录以来地中海区域暴发的第一次大规模鼠疫，由于当时是皇帝查士丁尼一世（527—565）在位，后人因此称其为"查士丁尼瘟疫"。鼠疫开始先在东罗马帝国属地中的埃及暴发，接着便迅速传播到了首都君士坦丁堡及其他地区。似乎是一夜之间，东罗马帝国首都君士坦丁堡的街头，连番出现这样诡异恐怖的情景：

有人正在走路，却毫无征兆地突然开始发热；人们正相互交谈，便不由自主地开始摇晃，然后倒在地上；市民出门购物，正低头选货或者数零钱的时候，就一头栽倒，不久就病发身亡。

在历史学家阿加塞阿斯的笔下：

（患者）意识变得模糊不清，像个疯子一样胡言乱语；忽而他会脸朝下倒下后趴在地面上，忽而又翻来覆去满地打滚，口吐白沫，两眼可怕地、直勾勾地盯着前上方；好像犯了狂躁型精神病的患者一样，竟然开始啃食起自己的胳膊……他就这样吃着自己的肉，慢慢地精疲力竭，最终极其悲惨地死去。

此情此景，令人毛骨悚然，当时的史学家普罗柯比称这场灾难无法用语言表达，甚至无法用头脑构想，只能视其为"上帝的惩罚"。

最早感染鼠疫的都是贫苦人，最严重时，一天有上万人死亡。死亡人数很快突破23万人，尸体堆积如山无处掩埋，到处飘散着尸臭味。这场瘟疫持续了半个世纪，有1/4的罗马人病死，查士丁尼皇帝也未能幸免于难。

瘟疫频繁暴发，必定会给帝国造成巨大损失。面对瘟疫的巨大破坏力，拜占庭人采取措施以减少人口死亡的数量，但因当时科学和医疗条件的限制，这些应对措施并没有逆转人口锐减的趋势。查士丁尼大瘟疫使大约有1亿人丧生，劳动力和兵源严重不足，物资短缺，社会秩序被严重扰乱，最终改变了拜占庭帝国、地中海区域乃至欧洲的发展轨迹。

黑死病："瘟疫之王"

暴发于公元14—18世纪的鼠疫大流行是历史上后果最严重、影响最大的一次瘟疫，由于患者死后皮肤常呈黑紫色，因此人们将这种瘟疫称为"黑死病"。

14世纪早期，鼠疫作为一种地方病开始流行。1346年，钦察汗国派军队围攻港口城市卡法，围城过程中鼠疫开始在围城军队中蔓延，而鼠疫死者被围城军队用抛石机抛入卡法城内，疫情传播至城内。当围城军队在疫情过于严重而撤军后，卡法城内的灾民也开始仓皇逃往欧洲各地，但瘟疫传播的罪魁祸首——老鼠和跳蚤，也早已爬上帆船的缆绳，藏进货仓，跟随这些逃生者向欧洲大陆漂泊。卡法城内的热那亚商人乘船逃回意大利，途中停靠的港口陆续暴发鼠疫疫情。1347年，鼠疫开始在意大利蔓延，随后席卷整个欧洲和中东。

1347—1353年，黑死病沿着地中海沿岸迅速传播，短短7年间先后在南欧、西欧、北欧、俄罗斯及中东暴发，仅1348年佛罗伦萨、威尼斯、伦敦等城市的死亡人数就均在10万以上，最终在欧洲共造成 2 500 万人死亡。此后，黑死病的大范围暴发基本结束，但区域性的暴发时断时续，400 年后即 18 世纪才逐渐停止，例如法国在 1580—1588 年就暴发 250 多次，1631—1640 年平均每年暴发 28 次。据估计，公元 1400 年时，欧洲人口的平均寿命由黑死病暴发前的 30 岁大幅下降至 20 岁，而整场瘟疫共造成全球 7 500 万人和 30% ~ 50% 的欧洲人口死亡，是人类历史上最严重的瘟疫之一。黑死病严重冲击了欧洲政治、经济、社会的各个方面。值得一提的是，在东方，鼠疫很可能也是明朝灭亡的重要因素，历史研究表明，明朝末年鼠疫的大暴发至少导致 1 000 万人口死亡。

薄伽丘在《十日谈》里如此描述这场鼠疫的可怕：

那场瘟疫来势特别凶猛，健康人只要一接触患者就会传染上，仿佛干燥或涂过油的东西太靠近火焰就会燃起。更严重的是，且不说健康人同患者交谈或者接触会染上疫病、多半死亡，甚至只要碰到患者穿过的衣服或者用过的物品也会罹病。

他在序言中描述了城市中瘟疫肆虐的恐怖：

受感染的人中午还和朋友一起午餐，可是到了晚餐时间，就已上了天堂。每天，甚至每小时，都有大批的尸体运到城外的墓地。1348 年从 3 月到 7 月，病死的人总计超过 10 万，昔日美丽繁华的佛罗伦萨城，变得萧条苍凉，尸骨遍野。

由于欧洲中世纪的宗教禁锢及医学认知水平的落后，疫情初期人们对黑死病预防和治疗的方法不甚可靠，包括放血疗法、烟熏房间、吸烟、使用通便剂、用尿洗澡等，甚至因认为猫是邪恶的化身和瘟疫的根源而大量捕杀猫，造成老鼠进一步泛滥和疫情的恶化。而疫情恶化后，几乎所有较为优秀的医生都死于非命，这又进一步导致欧洲医学水平的下降，以至于在瘟疫结束后一百多年，欧洲的医生们也没有找到瘟疫真正的病原，更没有发现有效的治疗药物。

好在瘟疫后期，医学界取得了一些亡羊补牢的成果，包括：发现穿着特别厚实的衣物可以降低染病概率，发明了具有防传染功能的鸟喙状面具，通过隔离、消毒等措施弱化疫情蔓延。欧洲部分城市开始卫生立法，规定疫情期间禁止集会、对丧葬进行规范管理、禁止同疫区进行贸易等，同时建立历史上的第一批卫生机构，负责隔离、检疫、清扫街道、疏通水道等，最终疫情于 18 世纪基本得到缓解。在这一过程中，卫生立法、设立专业卫生机构及实行隔离检疫等措施，成为现代公共卫生制度的开端。

天花：贯穿历史的病毒

我们今天已经知道，天花的病原体为天花病毒，是一种主要通过呼吸道和接触传播的传染病。天花患者的主要症状是皮肤有颗粒状脓疱和高热，病死率约 30%，幸存者大部分留下麻脸或眼睛失明，所以被认为是最为恐怖的传染病之一。

公元前 1157 年去世的古埃及法老拉美西斯五世是目前被发现的最早的天花病例，考古学家和病理学家在其木乃伊的脸部、脖子和肩膀发现了天花皮疹印记，说明天花至少在 3 000 年前就已经存在。

约在公元前 1000 年，天花病毒经贸易活动从埃及传入印度，公元 1 世纪又通过战争俘虏从印度传入中国，公元 2 世纪罗马帝国出现天花疫情，公元 6 世纪天花经过朝鲜传入日本，至此经过 1500 多年的传播，天花基本覆盖欧亚非大陆。

与鼠疫、霍乱不同，天花主要感染儿童且病死率仅 30% 左右，因此不会短时间内造成人口和劳动力大幅减少，但疫情较为持久。

在漫长的历史中，天花的流行程度经历了逐渐增强的过程。中世纪前期，天花定期在欧洲出现，但并未在当地扎根。11 世纪，罗马教皇组织东征的军队因天花而几乎全军覆没，军队回国后又导致天花在欧洲流行，但整体上其杀伤力在中世纪时排在黑死病和肺结核之后，并未成为人类生存的主要威胁。17—18 世纪，人口密度的提高给天花暴发创造了条件，天花逐渐成为全球最严重的瘟疫，仅在欧洲就造成 1.5 亿人死亡。据史书记载，法国国王路易十五、英国女王玛丽二世、清朝顺治帝和同治帝等，均死于天花。

15 世纪末哥伦布发现新大陆，随后西班牙开始殖民美洲并与有着上千万人口的阿兹特克帝国、印加帝国等交战，无意中西班牙殖民者带入的天花传染给了印第安人。由于印第安人从未接触过天花而缺乏免疫力，病死率高达 90%，其中阿兹特克帝国包括皇帝在内的一半人口死亡，恐怖的疫情造成印第安人内乱、军队涣散，以致西班牙殖民者轻松征服了阿兹特克帝国和印加帝国。此外，印第安人在看到西班牙殖民者安然无恙的现象后将殖民者视为超自然力量，心理上反抗意志的瓦解也是其被征服的重要因素。据估计，阿兹特克帝国原有人口在 2 000 万以上，至 1618 年锐减至原有人口的 1/10。

在意识到天花病毒的巨大威力后，天花开始被有意用作生物武器。18 世纪北美战争中英军将被天花污染的毯子和手帕送给支持法军的印第安人，引起天花流行和毁灭性后果。第二次世界大战中，一些国家均曾试图研制天花武器，但因疫苗的广泛接种而放弃。战后，曾有国家设立天花生物武器开发厂，但1971年意外泄露并造成3人死亡。

据估计，从公元前1149年至公元前1145年在位的古埃及法老拉美西斯五世，到1977年索马里出现最后一例自然天花患者，天花肆虐人类社会3 000余年，共造成约3亿人死亡，是造成死亡人数最多的传染病。

第一个无症状的"超级传播者"：伤寒玛丽

1906年夏天，纽约的银行家华伦带着全家去长岛消夏，雇佣一位名叫玛丽的妇女做厨师。8月底，华伦的一个女儿最先感染了伤寒。接着，华伦夫人、两个女佣、园丁和另一个女儿相继感染。他们消夏时居住的房子中住的11个人，就有6个人患病。

房主深为焦虑，他想方设法找到了有处理伤寒疫情经验的专家索珀。索珀将目标锁定在玛丽身上。他详细调查了玛丽此前7年的工作经历，发现7年中玛丽更换过7个工作地点，而每个工作地点都曾暴发过伤寒病，累计共有22个病例，其中1例死亡。

为了验证自己的推断，索珀想得到玛丽的血液、粪便样本进行检查。他找到玛丽希望得到她的配合，玛丽却非常反感，她抓起一把大叉子，朝索珀直戳过去。因为，在她那个年代，"健康带菌者"还是一个闻所未闻的概念。她自己身体棒棒的，说她把伤寒传染给别人，简直就是对她的侮辱。

后来，索珀得到纽约市卫生局比格斯医生的支持，说服约瑟芬·贝克医生，与警方一道送玛丽去检测。但玛丽不肯合作，躲避他们5个小时。最后，玛丽被迫在警察的护送下，去往位于纽约城第16街东的一家传染病医院——威拉德·帕克医院接受检测。结果，从玛丽的粪便中找到高浓度的伤寒杆菌，证实她是伤寒沙门菌的携带者。于是，她被转移到纽约北布拉泽岛河边医院的一间隔离小屋中检疫。

但玛丽始终不相信医院的结论。1909年，玛丽起诉纽约市卫生局，要求释放她，但没有获得批准。在这两年的禁闭期间，她的粪便样本始终呈阳性。从来没有人试图向玛丽解释携带者的问题所在，却要她摘除胆囊，结果被她拒绝。在此期间，她曾接受过六甲基烯胺、泻药、利尿激素和啤酒酵母等治疗，但都没有疗效。1909年6月，《纽约美国人报》刊出一篇有关玛丽的长篇报道，文章十分煽情，引起公众一片唏嘘，卫生部门被指控侵犯人权。

当时政府提供两个方案，切除胆囊或是不再做厨师，玛丽在这两个方案中最终选择了不再做厨师。1910年2月，当地卫生部门与玛丽达成和解，解除对她的隔离，条件是玛丽同意不再做厨师。在解除隔离后，政府向她提供了一份洗衣服的职业。

于是，玛丽被释放了。但在逃脱监禁之后，她从未打算遵守这条协议，并继续以"玛丽·布朗"的假名为毫无戒心的雇主做厨师，再次威胁公众健康。1915年，玛丽在"斯隆纪念妇产医院"做厨师时，3个月内至少传染了医生、护士和工作人员25人，其中2人死亡。卫生部门很快在这家医院的厨房里找到了玛丽，她已经改名为"布朗夫人"。从这时起，她就被冠以一个羞辱性的名号——"伤寒玛丽"（Typhoid Mary）。"伤寒玛丽"这个词语不但成为笑话、讽刺的代名词，最后还以"疾病的携带者"（A disease carrier）的意思上了医学词典。

据说玛丽因为认定自己不是传染源才重新去做厨师的，毕竟做厨师挣的钱要多得多。但无论如何，公众对玛丽的同情心这次消失了。玛丽自觉理亏，老老实实地回到了小岛上。医生对隔离中的玛丽使用了可以治疗伤寒病的所有药物，但伤寒杆菌仍一直顽强地存在于她的体内。玛丽是"健康带菌者"的发现，颠覆了民间广泛流传的"传染说"观点，即致病原经由患者传播，健康的人不会传播疾病。"健康带菌者"的概念，打破了以往的预设："在每一病例中都出现相同的微生物，健康者体内不存在该微生物。"玛丽渐渐了解了一些传染病的知识，积极配合医院的工作，甚至成为医院实验室的义工。1932 年，玛丽患中风导致半身不遂，1938 年 11 月11 日在纽约北布拉泽岛河边医院去世。

31 年里，她一直受着医疗卫生主管部门的监视。从 1907 年 3 月 19日第一次被投入一家约束人身自由的医院起，她晚年的很多时间都是在那里度过的。在那些年里，她对她的同胞都是一个威胁，尽管她是无辜的，她就像一名老年麻风病患者那样被丑化为"不洁净者"。

1918 年大流感：第一场全球性流行病

当我们今天谈论"1918 年大流感"时，我们已经有了足够充分的认识：这场流行病实际起源于美国，可能与猪或禽类有关，由 H1N1 流感病毒引起，通过呼吸道或直接接触传播。而当 1918 年 1 月，首个病例在美国得克萨斯州哈斯克尔县被发现时，人们可能还想不到，这种流感将成为第一场真正意义上的全球性流行病。

1918 年 3 月，美国得克萨斯州的福斯顿军营暴发疫情，1100 名士兵患上重症流感，随后全美 36

个大型军营中 24 个陆续暴发疫情并传播至周围城市。而时值第一次世界大战，1918 年 4 月，美军陆续被派往欧洲战场，疫情开始扩散至欧洲及全球。进入夏季，疫情在西欧和美国开始消散。但实际上，代际传播后的流感病毒正在变异，瑞士、英国伯明翰、法国的一个小型兵站等局部地区开始出现高死亡率的流感疫情，总人口死亡率在 5% 以上。

当时参战各国为了战争利益而封锁疫情消息，只有中立国西班牙大量报道了疫情，才使得人们误以为疫情主要暴发于西班牙，甚至称为"西班牙流感"。

1918 年 8 月，一艘离开西非塞拉利昂的英国军舰暴发疫情，779 名船员患病近 600 名，最终死亡 51 人，死亡率达到 7%。随后流感传入英国和法国并于 9 月大范围暴发，数周内传播至世界各地。

一个叫罗伊·格里斯特的医生记录下病状：

> 这些人刚开始看上去只是普通流感患者，但是被送到医院后，流感马上转化成从未见过的严重肺炎！2 个小时后，他们的脸颊上出现一点淡绿的痕迹，再过几个小时，他们的整张脸都会变成铁青色，铁青色从耳朵蔓延到整张脸，不出几个小时就是死亡。

医生意识到这是严重的传染病，但也无济于事，患者越来越多，最后医生和护士们也病倒了，只有餐馆的服务员能稍微照顾一下患者。军营内的整个医疗系统完全崩溃，最后医院拒绝接收任何患者，不管病得多严重都不收。几千人被丢在医院外，在痛苦的呻吟中死去。

第二次大流行持续约 3 个月，造成大量死亡和大恐慌，仅 1918 年 10 月份美国就死亡 20 万人，华盛顿的威廉·萨尔多有着这样的记录：

它让人与人之间隔离，没有学校生活，没有教堂活动，什么都没有，完全毁掉了家庭和社区生活。这就是我们过的每一天，当你不知道日落时你是否还活着，日子就是这么恐惧。

各地政府逐渐宣布将学校、剧院等公共场所关闭，医生和护士大量感染造成医院瘫痪，因为患者太多，报纸上甚至出现大量招募护士的广告。棺材都脱销，部分运兵船上的士兵在 14 天的航行中死亡近一半，尸体被抛入大海。

1918 年 10 月 31 日，28 岁的画界巨子埃贡·席勒因流感病逝。三天前，他怀着孩子的妻子没能扛过这场流感，先于他去世。在悲痛之余，席勒拖着重病的身体画下传世油画《家庭》，为残酷的流感留下了一个凄美见证。

病毒从美国传到加拿大，中国、日本、印度、印度尼西亚等国也出现大量染病死亡的现象。1918 年大流感基本覆盖全球所有人类聚集地，其中北极圈的一些因纽特人部落死亡率超过 80%，很多村庄成为废墟；感染人数及死亡人数方面，1918 年大流感死亡患者主要死于肺炎，尽管其致死率远低于黑死病、天花等瘟疫，但由于感染者基数大，造成了巨大的死亡人口规模，经统计和估算，1918 年大流感感染人数达到 5 亿，占全球人口的 1/3，而死亡人数在 5 000 万 ~ 1 亿人。

1918 年大流感在全球范围内的蔓延，说明随着全球化的发展，传染病也同样不再受地理等因素的限制，人类作为一个整体，没有任何一个国家、一个民族能够置身事外。1918 年大流感是人类第一起真正意义上的全球性流行疾病（之前的天花、霍乱等是区域流行）。而导致 1918 年大流感的病毒，也就是 H1N1 流感病毒，被称为"流行病之母"。

免疫的萌芽

自人类与瘟疫的战争打响以来，人们就一次次见证着惨烈的悲剧：疫病席卷，生灵蒙难。所幸文明不息，希望永存。人们从没有放弃过与疾病搏斗，在科学与医学的大厦尚未筑成之前，古代的智者就已经在各个文明中播下了"免疫"思想的种子。

在很多古代文明中，都记载着对疾病预防的重视。除去各种原始信仰仪式外，人们摸索到了一些预防疾病的朴素思路：古印度人会通过服食草药、调整饮食、按摩、手术等原始医术维持健康。古希腊人发展出了复杂的"体液平衡"理论，医生建议患者适当地饮食和锻炼，以维持"体液的平衡"，从而预防疾病。古罗马人则发展出了接近"公共卫生"的理念，相信"清洁会带来健康"，重视洗澡、排污、修建厕所。

在中国古代，《黄帝内经》中也提出了"治未病"的思想，蕴含着预防医学的朴素理念。而所谓"以毒攻毒"也是很多人熟知的中国传统医学概念，这种说法最早的文字记载出现在东晋葛洪所著的《肘后方》中。该书又名《肘后备急方》，是中国传统医学中的"急救手册"，主要记述了各种急性病症及某些慢性病急性发作的治疗方法，对天花等传染病都有所记载。在该书关于狂犬病的治疗办法中，其中一个办法是："乃杀所咬之犬，取脑敷之，后不复发。"意思是说，把咬人的狂犬杀了，把它的脑浆取出来敷在被咬的地方。这种方法虽然与后世真正的狂犬病疫苗相距甚远，但可能是当时的人们在实践中摸索出来的处理思路——为了不患上某种同样的疫病，人们用捣碎、研磨等物理办法把发病个体的组织、脏器等制成"药物"。这类"以毒攻毒"的思路虽然远称不上严谨，但在世界范围内，人们类似的尝试终在后世对抗疫病的战斗中焕发了光彩。

当免疫学的种子伴随着医学大树生长，一代代人的努力终于筑成了今天的堡垒，如今的我们虽然还未摆脱传染性疾病的阴影，但手中的武器已是前所未有的强大。

现在，让我们还是把目光投向在人类与瘟疫的战场，因为曙光即将到来。

（编者：张倩　审稿：郭颖）

参考文献

[1] 刁连东, 孙晓冬. 实用疫苗学 [M]. 上海: 上海科学技术出版社, 2015.

[2] Plotkin S. 瘟疫与人 [M]. 梁晓峰, 等, 译. 北京: 人民卫生出版社, 2011.

[3] Dobson M. 疾病图文史: 影响世界历史的 7000 年 [M]. 苏静静, 译. 北京: 金城出版社, 2016.

[4] William M. 瘟疫与人 [M]. 余新忠, 等, 译. 北京: 中国环境科学出版社, 2010.

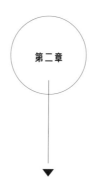

第二章

曙光初现

在与各种疫病搏斗的过程中，亚欧非三大洲的先贤痛定思痛、广泛求索，总结推广了许多防疫战疫的"土办法"，从人痘、牛痘，到近现代微生物学与免疫学的萌芽、诞生，疫苗的曙光开始闪现……

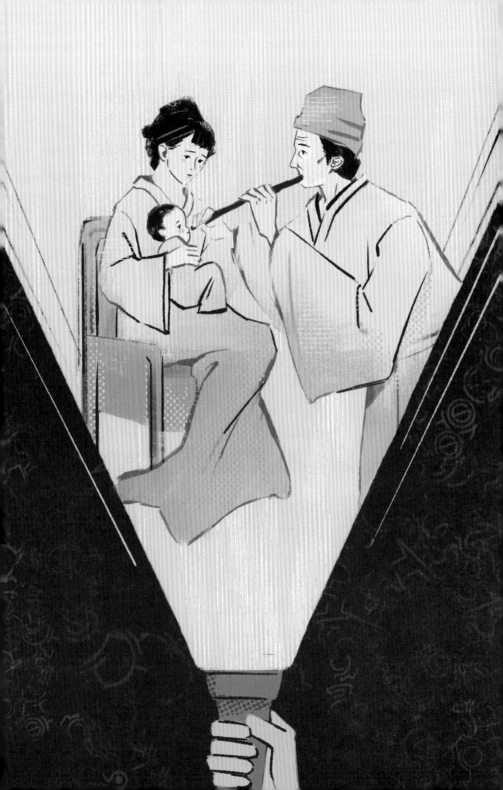

疫苗的前身：
人痘接种术

正如我们在前面曾说过的，天花作为一种烈性传染病，来势凶猛，发展迅速，致死率非常高。感染者在发病后全身都会布满脓疱，然后结痂，最后会在脸上留下永久性的瘢痕，俗称"麻子"，故而得名天花。

面对天花肆虐，中国古代医学家在"以毒攻毒"思想的启发下，留下了"人痘接种术"的种种记载。清代朱纯嘏在其所著的《痘疹定论》中，记载着这样一个故事：宋真宗时宰相王旦，生子俱苦于痘，后生子王素，召集诸医，探问方药。有四川人推荐峨眉山有神医能种痘，百不失一。不逾月，神医到京。见王素，摩其顶曰：此子可种！即于次日种痘，至七日发热，后十二日痘已结痂矣。

这个发生于宋代的故事，是中国典籍中最早的种痘记载。

而人痘接种术在中国推广可能发生在明代隆庆年间（1567—1572），当时的宁国府太平县（今安徽省黄山市）天花横行，当地的医生就运用种痘法来预防天花。据史书记载，清代顺治皇帝死于天花，康熙在感染天花后侥幸生存，因此他对天花的预防尤其重视，康熙年间（1662—1722）人痘接种法得到全面普及。根据《种痘新书》（清代张琰撰，刊于1741）记载，当时接种人痘，成功率达到97%。人痘接种极大地降低了当时的天花死亡率，也使清代的人口数量大增。

随着时间的推移，人痘接种术先后采用过许多形式。早期的时候人们使用过痘衣法和痘浆法。痘衣法即取天花患者的贴身衣服，给健康的儿童穿；痘浆法就是取天花患儿的新鲜痘浆，以棉花蘸取后塞入被接种对象的鼻孔，以此引起发痘，达到预防接种的目的。后来人们又发明了旱苗法和水苗法。旱苗法是取天花的痘痂，阴干后研成细末，用小管对准鼻孔吹入。水苗法是用水把研成粉末的痘痂调匀，再用棉花蘸取，塞入受种者的鼻孔。以上四种方法，以水苗法为最佳，旱苗法次之，痘浆法最为危险。

中国的种痘术也传到了其他国家，早在 17 世纪日本人和朝鲜人就从中国学会了人痘接种术，日本的池田正直从中国人那里学到了种痘术后，在日本专门开设了痘科，池田家族的后人以此为业。1688 年，俄国派人来中国学习种痘术，之后种痘术开始在俄国传播并经俄国向土耳其和北欧传播。

让我们从 1700 年说起。那年的一天，英国著名医生马丁·李斯特收到一封在中国做生意的英国商人写的信，信中提到了在中国看到的一种"人痘接种术"："打开天花患者的小脓疱，用棉花吸蘸一点脓液，并使之干燥……然后放入可能患天花人的鼻子里。"而被接种者会轻度感染天花后痊愈，从而取得很好的预防效果。

然而遗憾的是，人痘接种并没有引起英国医学界的关注，直到玛丽·沃特利·蒙塔古夫人的出现。蒙塔古夫人是当时英国驻奥斯曼帝国大使的夫人，也是才华横溢的优秀作家和诗人。她的兄弟丧命于天花，而她自己也感染过天花，瘢痕非常明显。她遍游奥斯曼帝国的时候，在当地学会了人痘接种，当地的土耳其人当时已经会从天花患者的痘浆中蘸取浆液，然后划破健康儿童的皮肤进行接种。

1718 年，蒙塔古夫人让英国外科医生查尔斯·梅特兰给她 6 岁的儿子进行接种。回国后，蒙塔古夫人便一直积极宣传人痘接种技术。1721 年，伦敦天花大流行，她又要求梅特兰医生给她 4 岁的女儿进行接种。之后，英国在当时的囚犯身上进行了一系列接种安全性的评估试验，获得英国医学界和上流社会的认可。1722 年，威尔士王子的两个女儿也进行了接种，取得成功。这引发了广泛的舆论关注，推动了人痘接种从上流社会走向了普通民众。之后人痘接种法又从英国传到欧洲大陆，甚至越过大西洋传到美洲，为阻断天花的肆虐做出了极大的贡献。

法国哲学家伏尔泰在《哲学通信》中称赞道：

我听说一百年来，中国人一直就有这种习惯（指人痘接种）。这被认为是全世界最聪明、最讲礼貌的一个民族的伟大先例和榜样。

然而，人痘接种并不绝对安全，这种预防天花的方法伴随着一定的风险，而且往往会留下一些后遗症。预防天花，人类还需要寻找更安全的方法。

牛痘：划时代的突破

人痘接种在英国实施了大约半个世纪后，英国格罗斯特郡的乡村医生爱德华·琴纳听闻了一件事：挤牛奶的女工不会得天花。琴纳观察到，牛会得牛痘，牛痘疹酷似人类的天花，而挤奶女工在接触这些病牛脓疱物后受到感染，身上会发出类似的疱疹，但是不会再得天花。于是，他猜想接种牛痘可以预防天花，并开始了大胆的试验。

1796 年，他从一位患牛痘的挤奶女工的身上取得少许脓疱液，注射到一个叫菲普斯的 8 岁男孩手臂内，之后男孩手臂有局部疱疹发生，但并未出现全身症状。之后，琴纳又给男孩注射了天花患者的新鲜疱液，果然不出所料，该男孩没有感染天花。他为了证实效果，甚至多次给该男孩注射天花脓疱液，男孩仍然安然无恙。琴纳的试验虽然有违现代的医学伦理，但是不得不说取得了巨大的成功。接种牛痘的方法相当安全，不像接种人痘一样有感染天花的风险，因此很快获得了全世界的广泛认可并被广泛应用。琴纳在 1798 年发表的牛痘接种研究论著中称此项技术为 vaccination（接种疫苗），源于拉丁语 "vacca"（奶牛）。自此，牛痘逐渐替代人痘，在世界传播开来。

1805 年，中国人发明的种痘术到国外转了一圈后，以全新的形式又传了回来。最初是葡萄牙商人从马尼拉运来的一批新牛痘疫苗，在澳门试种取得了成功。英国东印度公司的医生亚历山大·皮尔逊又将该方法带到了广州，英国人斯当东将皮尔逊写的一本介绍种牛痘方法的英文小册子译成中文版的《英吉利国新出种痘奇书》，介绍琴纳发明的牛痘接种术及其在西方的应用。他还雇请了几个中国助手，教他们种牛痘的技术。中国籍助手邱熹为了能让中国人接受牛痘术，用传统中医理论把接种牛痘术包装了一下，写成了《引痘略》来详细介绍，让牛痘接种术为更多国人所接受。由此，牛痘术在中国也逐渐传播。不得不说牛痘接种术是一项划时代的发明和成就，为人类预防和消灭天花奠定了重要的基础，拯救了无数的生命，也为疫苗防治其他传染病提供了重要启示。

牛痘接种在对抗天花上取得了巨大的成功，但是当时没有人知道种痘为什么有效，因为还没人知道什么是病毒，也没人知道我们的免疫系统是如何对抗病毒的，直至 19 世纪微生物学和免疫学大幕的开启。

微生物学的黎明

微生物，顾名思义，是指那些个体十分微小，无法用肉眼直接观察的生物。它们从上古时期就已经出现在了地球上，比动植物要早得多，可以说微生物才是我们地球上的"原住民"。从现代科学而言，微生物包括了细菌、病毒、真菌、放线菌、立克次体、支原体、衣原体、螺旋体等，它们千姿百态，与人类生产生活息息相关。

自古以来，微生物都伴随着人类存在，但由于它们个体极其渺小，在显微镜发明之前，人类并不清楚它们的存在。但其实在发现微生物以前，人们就已经在生产与日常生活实践中积累了不少关于微生物的经验规律，并且利用这些规律来制作食物，创造财富。

古埃及时期，人们已掌握制作发酵面包和果酒的技术；我国在夏禹时代，就有仪狄造酒的记载；北魏贾思勰《齐民要术》一书中，详细记录了谷物制曲、酿酒、制酱、造醋、腌菜的方法，这些都是人类在制作食品过程中利用微生物活动规律的典型例子。除了食品制作外，我国人民很早就将微生物用于农业生产。春秋战国时期，劳动人民就发现腐烂在田里的杂草可以使庄稼长得茂盛，于是开始用腐烂的野草和粪作为肥料（微生物发酵）；西汉时期，世界现存最早的农学著作《氾胜之书》曾提出，利用瓜类和小豆间作的种植方法可以提高作物的产量（微生物固氮），这些实际上都是在利用微生物的力量。

　　不过，在有益的微生物给人类带来财富的同时，致病微生物也导致了传染病的流行。古今中外多次传染病的大流行，天花、鼠疫、霍乱、流感等，无一不是微生物的"功劳"。可以说人类与传染病之间的血泪史，就是一部人类对致病微生物的斗争史。

大幕开启：显微镜的发明

　　微生物伴随着人类社会的进化发展，一直都在我们身边，却在 17 世纪之前从未被发现。人类与微生物的相识，首先要归功于显微镜的发明。世界上最早的显微镜是在 1590 年前后由荷兰镜匠詹森父子制成，但是他们当时发明的复式显微镜放大倍数较低，未用于科学研究，所以并没有做出什么重大发现。真正利用显微镜打开微生物学大门的，是荷兰人安东尼·列文虎克（1632—1723）。

　　列文虎克出生于荷兰德尔夫特一个酿酒工厂的家庭。在他很小的时候，父亲就去世了，因为家境贫寒，他 16 岁就辍学，早年在阿姆斯特丹一家杂货店做学徒。他是一个对世界充满好奇而又十分好学的青年，他从隔壁眼镜店学习了磨制玻璃镜片的手艺。经过长期实践，他磨制的透镜组合之后放大倍数达到了二三百倍。他利用显微镜观察布料、肌纤维、血液、植物等各种物体，并把观察结果记录下来。1675 年，他在静止的污水中第一次看到了肉眼看不到的"微小动物",之后又在牙垢中看到了"令人难以置信的伟大生物群落",并描述了各类不同微小生物的形态和运动特征。他利用显微镜持续地对这些"活的小动物"的具体形态进行了观察和详细描述,并将结果撰文发表于英国皇家学会的《哲学学报》,从此打开了人类对微生物研究的大门。

值得一提的是,和列文虎克同时期的还有一位科学家,也对微生物学的开启做出了卓越贡献,他就是英国人罗伯特·胡克(1635—1703),没错,就是发现了胡克定律(弹性定律)的那位物理学家。

1665年,他完成了《显微图谱》一书,该书是他利用自己制作的复式显微镜观测各种生物的记录,包括了苍蝇、蚊子、跳蚤、苔藓等。他在该书中描绘了观测到软木片中有些像蜂巢的小格子,他命名为"cell",也就是现在说的细胞,这也是人类第一次观测到细胞。

他还在书中首次展示了一种真菌——毛霉菌。

他在书中写道:

地球本身,在我们的脚下,向我们展示了一个全新的事物,在它的每一个小颗粒中,我们现在看到的生物种类几乎和我们以前在整个宇宙中所能计算的一样多;借助望远镜,再遥远的东西都可以在我们的视野中呈现;借助显微镜,再微小的东西都能够进入我们的视野。

但是从列文虎克和胡克的时代之后将近200年,人们对细菌的认识一直停留在形态学观察的阶段,对它们的生理活动、作用规律以及它们是如何影响人类健康和生产实践的仍一无所知。

直到19世纪,人类对细菌的研究迎来革命性的暴发。

细菌致病学说

17世纪末，微生物学研究的大门已经被列文虎克等科学家打开。但是自古以来，人们一直信奉一种"自然发生说"，认为生物随时可由非生物发生，而不是通过上代生物繁衍，比如腐草化萤、腐肉生蛆等。微生物学和医学的先驱人物，法国微生物学家和化学家路易·巴斯德（1822—1895）一直坚决反对这种学说，认为生物只能来源于生物，进而将细菌和疾病联系在一起，提出了细菌致病学说。虽然这一学说在巴斯德之前有很多科学家就已提出，但是在研究、证据和宣传方面做得最深入的，非巴斯德莫属。

巴斯德毕业于巴黎高等师范学院，原本攻读的是物理和化学专业，早期从事的是酒石酸晶体的研究，后来他对发酵产生了兴趣。法国的酿酒业闻名欧洲，但是当时遇到了一个问题，酿好的酒放置时间长了之后会变酸。1855年，他的一位学生的父亲向巴斯德求助。经过深入研究，巴斯德通过显微镜发现，在未变酸的酒里面能观察到少量圆形球状的生命体（酵母菌），而在变质的酒中，除了酵母菌外还能观察到大量杆状的微生物（乳酸杆菌），进一步研究表明了正是这种杆状微生物的大量繁殖导致了酒液变酸。

那么酒液中的这些微小生命体是从哪来的呢？当时，有学者认为发酵只是纯粹的化学反应，不需要有机生命的参与，巴斯德通过他的观察否定了这种假说。为了彻底否定"自然发生说"，巴斯德在1860年前后设计了一系列著名的曲颈瓶实验。他分别在直颈瓶和曲颈瓶中装入肉汁，对两个瓶子进行了高温加热处理。结果，直颈瓶中的肉汁因空气中的微生物很容易进入很快就变质了，而曲颈瓶中的肉汁因为空气中的微生物被卡在瓶颈弯曲处，难以侵入肉汁，所以存放了很久也没有变质。这个实验清楚地表明了空气中是存在着微生物的，生物只能来源于生物。这也提示了只要把密封的葡萄酒中的乳酸杆菌全部杀死，酒液就不会再变酸了。

我们现在经常在牛奶包装上看到的"巴氏杀菌法"，就是基于这个发现，不断地改良而发明成功的。

在这个理论的指导下，巴斯德还为法国解决了丝蚕病的危机。

1865年，法国南部的养蚕业面临了一场危机，一种丝蚕病的蔓延导致了大量蚕的死亡。巴斯德接受了农业部长的重托，带着他的显微镜来到了法国南部的蚕业重灾区阿莱。当时，他全然不知道丝蚕病是怎么一回事。但他依据在进行发酵研究时获得的结果，认为这种疾病也可能和微生物有关。这些患病的蚕身上长满了棕黑的斑点，就像粘了一身胡椒粉，人们称这种病为"胡椒病"。巴斯德在显微镜下发现了一种椭圆形的棕色微粒，他认为这个丝蚕病就是由这个微小生命体引起的。

为了证实这个结论，他在桑叶上涂上了这种微粒，让健康的蚕吃下去，结果健康的蚕很快就染病死去。他还发现，放在蚕架上面格子里的蚕，可通过落下蚕粪将这种病传染给蚕架下面格子里的蚕。于是，他建议彻底消灭病蚕和清除受感染的桑叶，不用病蛾的卵来孵蚕，以阻止丝蚕病的继续传播。经过多年的艰辛工作，丝蚕病的问题最终得以解决，法国丝蚕业得以重振。

巴斯德的这个发现，以不争的事实证明了疾病确实可以通过微生物进行传播。

科赫法则

19世纪末期，细菌致病学说已经得到了许多证据的支持，但是细菌致病的传染途径尚未明确，人们通过巴斯德的发现推论不同的疾病由不同的微生物引起，但是谁也没有证实这一说法。德国伟大的医学家罗伯特·科赫（1843—1910）通过实践和试验对这一推论给出了肯定的回答。

科赫是医学博士出身，在普法战争结束后在普鲁士的一个小镇担任卫生官员，他对新兴的微生物学有着浓厚的兴趣。19世纪70年代，炭疽病在当地肆虐，导致无数家畜的死亡。科赫利用自己的显微镜对病畜的血样进行了观察，发现了一种特别的棒状体，而在健康家畜的血液中找不到这种棒状体。这个棒状体，其实就是炭疽杆菌。他据此推测这就是导致家畜感染炭疽病的原因。为了证实推测，他买来一些小鼠，从病牛的脾脏中抽取血液，注射到健康小鼠的体内，小鼠很快就出现了炭疽病症状，并可以传染给其他小鼠。他抽出小鼠的血液观察，结果也发现了大量炭疽杆菌。

为了证明炭疽杆菌不是血液破坏的结果，而是导致炭疽病的病原，科赫认为，要将这种杆菌分离到动物体外进行培养，获得纯系菌株后再注射到动物体内，若导致动物发病，才能真正确认这种杆菌是导致炭疽病的元凶。为此，科赫经过不断地尝试。终于采用牛眼球房水和小鼠血液混合的方法，在体外成功繁殖出炭疽杆菌，获得纯系菌株后再注射到小鼠体内，结果观察到了小鼠的发病。期间他还发现炭疽杆菌在环境恶化的情况下能形成芽孢，可以抵抗恶劣的环境且可以生存很长时间。这是人类第一次证明某种特定的疾病是由特定的病原体引起的，这一发现具有里程碑的意义。

1882 年，科赫经过不懈努力，又通过染色和使用血液培养基等方法，成功找到了当时危害人类健康的头号杀手——肺结核的病原体——结核分枝杆菌，这一发现震动了世界。1890 年，他又提出用结核菌素治疗结核病。1905 年，他也因其在肺结核研究方面做出的杰出贡献获得了诺贝尔生理学或医学奖。

基于多年的研究实践，科赫于 1884 年总结出了确认某种特定细菌为某种特定疾病的病原菌的四条原则，又称科赫法则：

1. 在所有病例的发病部位都能发现这种细菌；
2. 这种细菌可从病体中分离出来，并能在体外培养成纯菌种；
3. 将这种纯菌种接种给健康动物后，能引起相同的疾病；
4. 在接种纯菌种而致病的动物身上，仍能分离、纯培养出同种细菌。

在科赫法则的指导和引领下，19 世纪末 20 世纪初成为科学家发现病原菌的黄金时代。比如，科赫和同事一同发现了霍乱弧菌，德国的莱夫勒发现了白喉杆菌，德国的加夫基发现了伤寒杆菌，德国的埃希发现了大肠埃希菌，奥地利的魏克赛尔鲍姆发现了脑膜炎球菌，法国的耶尔森发现了鼠疫杆菌，日本的志贺洁发现了痢疾志贺菌等。

虽然以现代科学的角度看，科赫法则并不适用于所有病原微生物，例如病毒就没有细胞结构，不能像细菌或真菌那样在体外实现纯培养，但科赫法则的基本精神仍然是不可违背的。要想确定某种传染病的病原微生物，必须能从患者体内鉴别出病原微生物，并且需要证明这种病原微生物确实能够导致这种传染病的发生。

从细菌致病学说建立，再到科赫法则提出，人类对细菌和传染病的认识在一路加深。

免疫防线　　　　自人类诞生起，与细菌、病毒等波澜壮阔的战斗就从未停歇。人体如同一桌诱人的大餐，吸引着无数病原体贪婪的目光和无穷的进攻，由此引发了病原体与人体之间的进攻和防守。在科学还在黑暗中摸索之时，人类尚不清楚病原体是什么、"长什么样子"，更不清楚那些在病原体入侵时生存下来的"天选之人"体内到底发生了什么。随着显微镜的发明，人类终于看清了那些渺小但致命的病原微生物。而免疫学的研究进展，则将斗争中另一方——人体对病原体的防御体系的面纱揭开。

人体相对外在环境而言，是一个相对封闭的系统。机体防卫病原体入侵的第一道防线就是由物理屏障构成的。或许你很容易想到，皮肤就是机体的主要屏障，但其覆盖面积仅有 2 平方米。如果你了解身体的一些基本构造，你会发现，身体内存在许多管道，如消化道、呼吸道、生殖道等，这些同样会与外环境直接或间接接触，覆盖在管腔表面的物质叫黏膜，面积达到 400 平方米，是机体的重要物理屏障。病毒、细菌以及寄生虫等病原体，成功入侵人体依赖于有效穿过这些物理屏障。事实上，物理屏障就像人体的大门，大部分病原体折戟于此。

当侥幸存活的病原体越过皮肤或黏膜的屏障后，就可以轻而易举地实现入侵吗？答案是否定的，它们还需要面对机体的第二道防线——先天免疫系统，又叫主动免疫。科学家之所以称此为先天，是因为这一防卫似乎在所有动物体内都是与生俱来的。这一先天系统的工作机制令人惊叹！

现在假设一个场景，周日的中午，你正在家里用刚磨好的刀认真地切土豆丝，一不小心，刀切伤了你的左手食指。而这把刀上正好有许多细菌（生活中细菌确实是无处不在），在接下来的几个小时内，你会发现食指受伤的部位开始红肿。不要害怕，这是你的免疫系统开始工作了。如果把伤口部位放大 1000 倍，你就能看到忙碌的免疫细胞在帮助你抗击入侵的细菌。我们所说的"白细胞"是人体与疾病斗争的"卫士"，根据分工的不同有多种类型，如巨噬细胞、树突状细胞，它们可以将病菌包围、吞噬。当病原体入侵机体时，它们将是该病原体临终前见到的最后一类细胞。

以巨噬细胞为例，它是白细胞中的一种，先天免疫系统中最著名的角色。它名如其型，体型十分巨大，是一个巨大的猎食者，体内有非常多的化学物质和酶，能够破坏细菌和分解有机废物。它不仅承担了抵抗入侵的职责，还兼着清理体内"垃圾"的工作，如衰老的细胞等。巨噬细胞是如何抓住病原体的呢？其实，在病原体入侵人体时，会不可控地伴随释放化学物质，如同黑夜中的一盏明灯，告诉吞噬细胞哪里发生了外敌入侵，需要处理。后续的事情就是病原体被吞噬细胞无情地吞食消化。

那么，我们的巨噬细胞又是从哪里来的呢？科学家经过不懈追踪，发现体内的巨噬细胞和所有的血细胞一样，出生地都在骨髓。这些血细胞共同的祖先是一个叫作干细胞的"祖先"。干细胞生长到一定程度后，可以一分为二，其中一个子细胞变回子细胞，而另外一个则可以继续生长为成熟的血细胞。当这个血细胞成熟后，会根据身体的需要，选择分化成一个特定类型的血细胞，其中就有可能是巨噬细胞。整个过程都是在身体严格调控下运转的，以保证体内具有充足的必需血细胞。

当巨噬细胞出生后，离开骨髓并进入血液时，年纪尚轻，被称为单核细胞。体内在任何时间均有大约20亿个年轻的巨噬细胞存在于血液中，不断被运往身体各处。我们不要为此惊叹，应该感到高兴。如果没有它们的存在，第二道防线将失守，机体会遇到很大的麻烦。通常，单核细胞在血液中的平均寿命仅有3天。3天的时间里，这些细胞可以离开血液运动到组织之间，并在此成熟为巨噬细胞。这里是它们的工作场所，巨噬细胞将开始到处收集体内垃圾，并等待给入侵的病原体致命一击。

当巨噬细胞吞噬入侵病原体时，会释放一些化学物质，这些化学物质是"呼叫增援"的信号，可以增加流到伤口的血流量，从而导致受伤部位发红；一部分化学物质还可以引起血管壁的收缩，使得血管内液体渗出进入组织中引起肿胀；另一部分化学物质通过刺激伤口附近的神经，提醒大脑身体有不正常的现象出现。

先天免疫系统就像边防线上巡逻的士兵，不断游走在边防线上，巡查可能的入侵者。一旦这些巡逻的士兵发现了敌人，它们就会送回信号，召集更多的防御者聚集到出事的地方。当然，在增援部队到来之前，这些"士兵"会尽其所能地阻止入侵者。在人类与病原体不断斗争的过程中，人类保留了一些入侵病原体的信息在先天免疫系统内，并遗传给下一代。所以先天免疫系统可以快速地分清敌友，在短短的几天时间内结束战斗。对于你受伤的食指，过几天基本可以恢复如初，可继续轻松地切土豆丝。

我们也很容易想到，机体内的先天免疫系统应该有其他成员，的确，组成先天防线的还有可以在细菌细胞壁上打孔的补体蛋白，能破坏被病原体感染细胞的自然杀伤细胞等。它们都有一致的目标——御敌于边防线之外。

抗体是什么

对几乎 99% 的动物来说，只需要物理屏障和先天免疫系统就足以保证安全，但是对人（脊椎动物）来说不行，我们还需要一道防卫线——获得性免疫系统，又叫被动免疫。很明显，这道防线不是与生俱来的，而是在后天个体在不断接触外在环境获得的，具有个体差异性。拥有这道防线，我们基本获得了抵御所有病原体的能力。至于为什么被动免疫仅在脊椎动物身上出现，研究假说很多。但是这不影响我们利用被动免疫，因为它和疫苗有极大的关系。

前文中提到的种痘预防天花病毒，就是人类开始初步利用获得性免疫对抗恐怖的天花病毒。但应该强调的是，与一二道防线不同，第三道防线针对性极强，只抗击特异的入侵病原体，如种痘后只抗击天花病毒或与其相近的病毒，但是机体仍然会感染乙型肝炎病毒、新冠病毒、艾滋病病毒以及其他病毒。

正如第二道防线一样，第三道防线的主要角色有哪些呢？

免疫学家以刻苦钻研的精神拨开了机体最神秘的免疫迷雾。首先发现了对抗体内天花病毒的免疫力来源于个体血液中循环的一种特定蛋白质，它们有一个如雷贯耳的名字——抗体，而诱导产生抗体的物质被称为抗原。在接种牛痘时，抗原就是牛痘（和天花病毒同源）。

抗体的形状类似英文字母"Y",主要工作就是与入侵的抗原结合,但是并不会杀死抗原,它不具有这个功能,结合是给抗原一个予以消灭的标记。吞噬细胞发现要消灭的标记后就会主动过来,将抗体结合的抗原吞掉消化。因此,抗体做的就是鉴别入侵病原体的工作,后续的消灭病原体这种"粗活、累活"交给其他免疫组分完成(可参阅第54页示意图)。此外,当入侵病原体是病毒的时候,抗体还有其他重要作用。我们知道,病毒入侵机体,是需要进入细胞里面,利用细胞内的资源大量复制自身,产生子代病毒后破坏细胞逃走,然后再攻击下一个细胞。而抗体可与细胞外的病毒结合,从而阻止病毒进入细胞或者病毒进入细胞而不能复制增殖。免疫学家称这种特性为中和作用,具有这种功能的抗体称为中和抗体。

不过,每一个抗体只能结合一个特定的抗原。要想结合众多各不相同的抗原,就需要许多各不相同的抗体。如果准备让抗体能对付所有的入侵病原体,机体大概需要多少种抗体呢?免疫学家有过粗略估计,结果是一亿种抗体。是不是觉得不可能?别急,看看机体是如何智慧解决的。

抗体之战　　　　　　产生抗体的细胞被称为 B 细胞,属于血细胞中白细胞的一种,同样来源于骨髓,成熟后被称为"浆细胞",是抗体工厂。B 细胞产生足够多种类的抗体分子,秘诀有两个:一是克隆选择原则,二是组合设计原则。

克隆选择原则实际上是每个 B 细胞仅仅能产生一种抗体分子。这些抗体分子分布在 B 细胞的表面,当 B 细胞在身体内巡逻时,如果碰到了可以被该 B

细胞上抗体结合的抗原，B 细胞将会被快速激活，体积增大并分裂成两个子代细胞。子代细胞继续分裂成 4 个细胞，如此继续，经过大约 1 周的时间，将会产生 2 万个一模一样的 B 细胞。这些相同的 B 细胞绝大部分会成熟为浆细胞，可以生产大量的抗体对抗入侵的病原体。这个过程称为克隆选择。

克隆选择解决了如何产生大量同类抗体，但仍然没有解决如何产生一亿种不同的 B 细胞。对于这个问题的研究，1977 年由日本人利根川进取得突破，利根川还以此获得了 1987 年的诺贝尔生理学或医学奖。得到公认的事实是：机体内合成抗体是由 DNA 也就是基因决定的，除了复制错误之外，同一个机体中的每个细胞的 DNA 都是相同的。但通过比较成熟 B 细胞和不成熟的 B 细胞中编码抗体的 DNA 序列，利根川进发现两者存在差异。很显然，成熟 B 细胞中的抗体基因被改动过，而这个过程就是由组合设计完成的。大约有 300 个基因片段编码抗体分子，通过类似搭积木的混合排列的方式，B 细胞最终可以产生种类繁多的抗体分子。

虽然抗体能够标记病原体，使其被吞噬并降解，阻止其进一步感染细胞。但是，抗体产生需要时间，如果病毒已经进入细胞，抗体将束手无策，病毒将获得增殖的机会，身体将遭受重大危害。幸运的是，智慧的机体也意识到了这个问题，并创造了获得性免疫系统另一位成员——T 细胞，其中又以杀伤性 T 细胞最为著名。

同样杀伤性 T 细胞出生地在脊髓，成熟地在胸腺，细胞表面具有和抗体类似的分子，同样通过组合设计达到多样性。另外，杀伤性 T 细胞也遵循与 B 细胞一样的克隆选择原则，即表面分子与抗原结合时，会导致其大量增殖，整个过程将持续近一周。

杀伤性 T 细胞摧毁病毒的过程如下：当病原体成功入侵机体细胞后，细胞会在细胞膜上形成某一特定分子，向杀伤性 T 细胞传达"我被入侵了，快杀了我”的信息，杀伤性 T 细胞得到信息之后，会立刻与该细胞结合，并将一种酶注入被入侵细胞，从而杀死后者，抑或帮助后者启动“自杀程序”，与细胞内的病毒同归于尽。消解后的细胞和里面的病毒会立刻暴露在组织中，这时巨噬细胞将前来吞噬，完成终极一杀。

B 细胞与杀伤性 T 细胞如同国家的军队与警察，不断抵御着外敌的入侵和处理着犯罪分子，守护着一方平安。

虽然 B 细胞和杀伤性 T 细胞个个身怀绝技，出手伶俐如脱兔，但我们会更加怀疑一个问题，那就是 B 细胞和杀伤性 T 细胞如何获得信息，是谁在做这个“传令兵”呢？

睿智的免疫学家进一步研究发现，“传令兵”不是别人，正是在第二道防线中的小部分吞噬细胞和树突状细胞，它们被称为抗原提呈细胞。当它们在前线吞噬消化了部分病原体后，会认真、负责、快速地分析消化的成分，将识别到的病原体信息传送到 B 细胞和杀伤性 T 细胞，让它们进行武装动员，生产合适的“武器”，完成对病毒和被入侵细胞的追踪和猎杀。

抗原提呈细胞是名副其实的“侦察兵”“哨兵”，是身体在被病原体入侵时的“吹哨人”，起着承上启下的关键作用。

当“人毒大战”在机体获得最终胜利结束后，B 细胞与 T 细胞的大多数将死亡。对机体来说，这是一件好事，因为我们不需要衰老的 B 细胞和T 细胞塞满整个免疫系统，这将是负担。但似乎，又不能让这些细胞全部死亡，如果可以适量保留一些“火种”就好了。因为它们拥有战斗经验，具有识别特定病原体的能力，可以防止相同病原体下次进来时，获得性免疫系统再次从头启动，浪费宝贵的斗争时间。幸运的是，智慧的机体保留了少量的 B 细胞和 T 细胞，它们被称为记忆细胞，更容易被激活。当相同病原体再次入侵人体时，记忆细胞将被激活，快速产生反应，动员免疫系统全力抗敌，从而避免了机体再次出现感染症状。

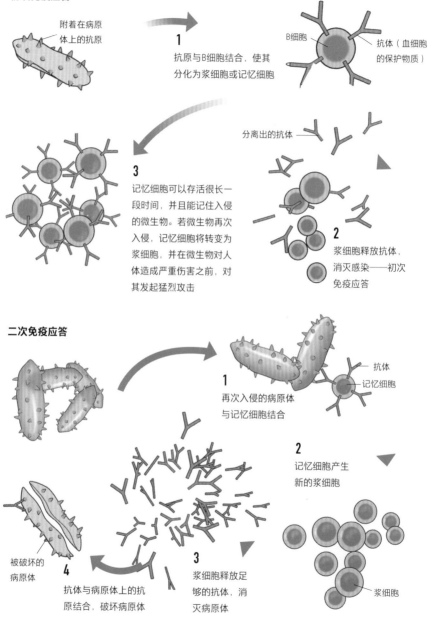

初次免疫应答

附着在病原体上的抗原

1
抗原与B细胞结合，使其分化为浆细胞或记忆细胞

B细胞
抗体（血细胞的保护物质）

分离出的抗体

3
记忆细胞可以存活很长一段时间，并且能记住入侵的微生物。若微生物再次入侵，记忆细胞将转变为浆细胞，并在微生物对人体造成严重伤害之前，对其发起猛烈攻击

2
浆细胞释放抗体，消灭感染——初次免疫应答

二次免疫应答

抗体
记忆细胞

1
再次入侵的病原体与记忆细胞结合

2
记忆细胞产生新的浆细胞

被破坏的病原体

4
抗体与病原体上的抗原结合，破坏病原体

3
浆细胞释放足够的抗体，消灭病原体

浆细胞

模拟场景：
新冠病毒入侵

现在假设一个场景，2020 年 1 月 23 日，30 岁的小王正在 W 市参加一场会议，现场无人佩戴口罩。此时坐在小王旁边的一位新冠肺炎患者朝着小王的方向咳嗽了一下。如果将此时的场景放大 10 万倍，你将看到数以万计的新冠病毒正奔向小王。虽然小王下意识地捂住了口鼻，但是指缝的间隙对于身材微小的病毒来说，如同宽阔的大道。通过小王的呼吸，新冠病毒轻易地通过小王的鼻腔，进入了肺部的肺泡中。此时，新冠病毒首先面对机体第一道防线：肺黏膜。但是由于新冠病毒"个头"渺小，肺黏膜上的细胞间隙足以让病毒通过，顺利进入到组织中。此时新冠病毒将面临机体第二道防线的攻击，游弋在组织中的巨噬细胞、树突状细胞等发现了入侵的新冠病毒，它们竭尽所能地吞噬新冠病毒，并将新冠病毒的特有信息送达获得性免疫系统。

来看新冠病毒，在经历了第二道防线无情地阻拦后，所剩不多，但并未全军覆没。病毒通过特有的技能骗过肺泡细胞，顺利进入肺泡细胞中，利用细胞内的生产工具和物质生产病毒的子代。再看另一边，当"侦察兵"将新冠病毒信息提交给 B 细胞和 T 细胞，首先启动的是 T 细胞，通过将病毒信息与杀伤性 T 细胞表面的特异分子比对，找到了最适合杀死新冠病毒的杀伤性 T 细胞。随即，该杀伤性 T 细胞启动增殖程序，机体开始升温，加速增殖过程。持续约一周，机体产生了大量可对付新冠病毒的杀伤性T细胞。不过，也是在这一周时间里，病毒获得了"宝贵"的增殖时间，大量的病毒在肺泡细胞中出现，肺部功能受影响的小王陆续出现了发热、咳嗽、呼吸困难等症状。体内的战斗马上开始，杀伤性T细胞出动，逐个扫描感染区的细胞，试图寻找被病毒入侵的细胞并杀死它们。

而此时被病毒入侵的细胞大义凛然，悍不畏死，在细胞膜表面做好"已被感染"的标记，呼唤杀伤性T细胞向自己开火。于是杀伤性T细胞开始与细胞结合，释放杀伤性物质进入细胞，从而杀死后者，或者帮助后者启动"自杀程序"，与病毒同归于尽。

接下来，我们的"巨无霸"——吞噬细胞将前来打扫战场，将病毒和死亡的细胞吞下。被感染的细胞已被清除，但是在细胞外，组织中还存在大量的新冠病毒，这时候就需要B细胞前来展现独门绝技了：B细胞通过与病毒信息比对，找到了对应的B细胞。随后启动增殖程序，获得约2万个同款B细胞，成熟后变为浆细胞，产生大量抗体释放到血液和组织中。抗体与病毒结合，使病毒失去了入侵细胞的能力。在抗体的标记下，吞噬细胞胃口大开，将与抗体结合的病毒吞食。最终，在抗体的作用下，细胞外的病毒也被清理干净，小王的身体恢复了正常。

但是，小王体内的免疫系统仍然异常忙碌。首先大量产生的杀伤性T细胞、B细胞和抗体等物质，将被机体代谢清理，以保证免疫系统的精干高效。其次，免疫系统要未雨绸缪，一些B细胞和T细胞保留下来，它们作为"文明的传承"，将永远记住新冠病毒的特征。

当下次相同或类似的新冠病毒进入小王身体时，免疫系统可以立即产生相应的抗体和杀伤性T细胞，届时在小王尚未出现症状前，病毒就将被清除殆尽。

总结下来，人体在面对病原体入侵时，共有三层防御体系，分别是物理屏障、先天免疫系统、获得性免疫系统，以及那些有记忆功能的记忆细胞。在每次病毒入侵后，免疫系统将会有可能获得一次能力提升。正是这样的智慧机制，让人类在百万年以来，从绝大多数的病原体进攻中生存下来，不得不让人惊叹人体内在机制的精妙！

此时，你会不会有这种想法：能不能先将病原体的信息送入机体，产生免疫反应，获得记忆细胞，而不对身体产生危害？

没错，这正是一代代免疫学前辈的想法：从利用牛痘预防天花，到用新冠病毒疫苗预防新冠病毒，人类从未停止对免疫系统的训练，而用来训练的手段，就被称为疫苗。正是疫苗携带着病原体的特征信息进入身体，代替病毒完成对人体免疫系统的升级改造，让我们最终成功抵御真止的病原体入侵！让我们大声地说：疫苗，我们爱你！

（编者：朱江　尹纯礼　审稿：郭颖）

参考文献

[1] 刁连东, 孙晓冬. 实用疫苗学 [M]. 上海: 上海科学技术出版社, 2015.

[2] Plotkin S. 瘟疫与人 [M]. 梁晓峰, 等, 译. 北京: 人民卫生出版社, 2011.

[3] Dobson M. 疾病图文史: 影响世界历史的 7000 年 [M]. 苏静静, 译. 北京: 金城出版社, 2016.

[4] William M. 瘟疫与人 [M]. 余新忠, 等, 译. 北京: 中国环境科学出版社, 2010.

[5] 张钫. 从人痘到牛痘 [J]. 科学世界, 2018; 21 (6): 19-20.

[6] 陈俊升, 陈代杰, 路慧丽. 传染病背后的科学——从 "N 个第一" 的诞生到传染病的防治 [J]. 中国抗生素杂志, 2020, 45 (4): 315-346.

[7] 周程. 19 世纪前后西方微生物学的发展——纪念恩格斯《自然辩证法》发表 90 周年 [J]. 科学与管理, 2015, 35 (06): 3-9.

[8] Lauren Sompayrac. 病毒学概览 [M]. 北京: 北京大学医学出版社, 2016.

[9] S. J. Flint, 等. 病毒学原理 [M]. 北京: 化学工业出版社, 2014.

[10] 周德庆. 微生物学教程 [M]. 北京: 高等教育出版社, 2011.

[11] Lauren Sompayrac. 免疫学概览 [M]. 北京: 北京大学医学出版社, 2016.

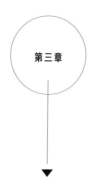

第三章

疫苗是什么

现代疫苗作为武器真正登上历史舞台的时间并不算长，但历经数次革命式的跃升，疫苗家族得以迅速地成长与壮大。从霍乱到埃博拉、新冠肺炎，疫苗所预防的疾病范围不断延伸，研制技术的革新也使得其安全性和有效性一步步提升。

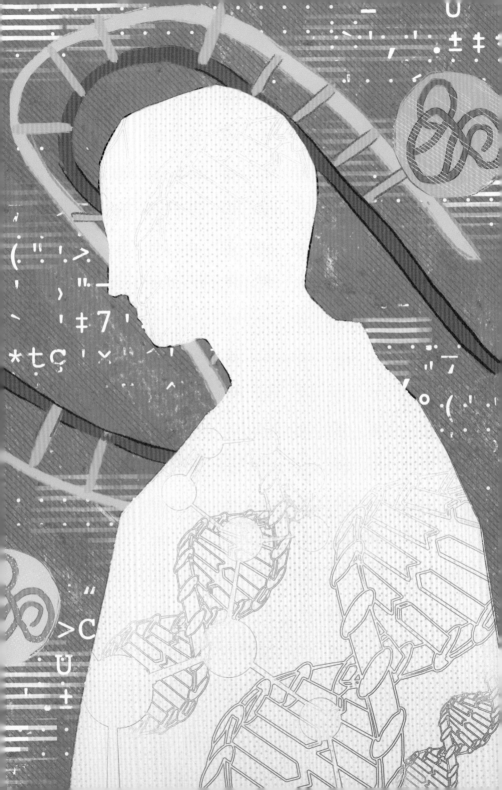

疫苗革命

所谓"疫苗"，多来源于病原体。人类研发疫苗的历程，核心就是让疫苗保留病原体的特征，却失去病原体的致病能力，从而在免疫战场扮演"初次进入人体的病原体"角色，使免疫系统产生对病原体的记忆，从而实现免疫预防。

微生物学的大幕拉开后，人类距离真正的疫苗已经近在咫尺。既然人们已经发现了致病的细菌，那么究竟该怎样让它们失去活性，然后接种到人体？这样的火花也许就藏在历史的机缘巧合中。

19 世纪后期，一种名叫鸡霍乱的禽病在法国严重流行，我们现在知道鸡霍乱是由多杀巴斯德菌引起的一种急性败血症性传染病，但在当时的条件下，因为没有特效药，对农场主来说简直是一场灾难。

1878 年，法国人巴斯德开始研究鸡霍乱。他分离出多杀巴斯德菌纯培养物，夜以继日地研究，桌面早已堆满了新的、旧的培养皿，却一直没时间收拾。这天巴斯德看着满桌的培养皿突发奇想，将几周前的培养物注射在健康鸡体内，鸡被注射后立即患病，但在第二天奇迹般地没有死亡，这引起了巴斯德的注意。第二次，他又将新鲜的培养物同时注射在健康鸡和康复鸡的身上，健康鸡群毫不意外地直接死亡，但是曾注射过旧培养物的鸡群成功抵抗住了病菌的侵袭。

巴斯德猜测，微生物会随着时间的推移自然衰减毒性，导致相同致死量的病菌无法侵袭机体，机体用自身的免疫力成功抵抗住了毒性。基于这偶然间发现的自然减毒变异理论，巴斯德研制出了鸡霍乱疫苗，成功地控制住了蔓延整个法国的鸡霍乱疫情。

自然减毒的变异给了巴斯德灵感。在19世纪的欧洲，一种由炭疽芽孢杆菌引起的牛羊炭疽病同样也是常见的传染病，他在显微镜下发现炭疽芽孢杆菌的耐热性，并且能长期存活于土壤中，健康的牛羊吃了这些被污染的草后很快就会被感染。巴斯德沿用鸡霍乱疫苗的原理，将放置很久的培养物注射进牛羊体内，却没有获得和鸡霍乱疫苗一样的效用。随后他又尝试了新的减低毒力方法，即通过提高培养温度来培养炭疽芽孢杆菌，发现当温度为42~43℃时，培养皿中的炭疽芽孢杆菌失去了产生荚膜的能力，成功降低了毒性，由此研制出了弱毒炭疽杆菌疫苗。

1881年，巴斯德在巴黎近郊的普宜农场，用60头羊进行了著名的现场示范实验，证明了弱毒炭疽疫苗的接种对炭疽病的预防作用，他发明的炭疽芽孢杆菌苗（巴氏II号炭疽芽孢苗）至今仍在使用。

从此，这一场疫苗革命就从减毒活疫苗的诞生开始，在一代又一代科学家的探索中拉开了帷幕。

**减毒疫苗：
一战成名**

"月色很好，照着周围十分明亮，开阔地的中央，那因惊恐和疲惫而死的少女就躺在那里，可是令这三个胆大包天的酒鬼毛骨悚然的既不是少女的尸体，也不是躺在她身边的修果·巴斯克维尔的尸体，而是站在修果尸体旁边撕扯着修果喉咙的那个可怕的怪物，一只又大又黑的巨型动物，样子像一只猎狗，可是谁也没见过这么大的猎狗。三个人目瞪口呆地看着那怪物撕扯着修果的喉咙，此时，怪物回首直视，它闪亮的眼睛死死盯住他们。"

——阿瑟·柯南·道尔《巴斯克维尔的猎犬》

和历史上其他大流行疫情不同，狂犬病是一种让人难以防范且一击致命的疾病。它是由狂犬病病毒引起的一种急性传染病，主要在家犬和野生动物中流行，以前人若是被发病的动物咬上一口，那便是无药可医。

唐代孙思邈的《备急千金要方》对此就曾有记载："凡春夏初交，犬多发狂，但见其尾直下不卷，口中流涎舌黑者，即是狂犬，若被其咬伤，乃九死一生之患。"

类似的场景，也同样发生在 19 世纪的西方国家。

在狂犬病疫苗和治疗方法还没出现之前，欧洲人信奉神圣的火焰能净化一切恶灵，被疯狗咬伤的人们最终会被村民们绑起来送到铁匠铺中，他们无视病患的哭喊，用烧得通红的烙铁，印在原本就血淋淋的伤口上。然而火焰和高温并不能驱赶走患者身上的"恶灵"，患者只会在绝望和痛苦中死去。

1881 年，巴斯德和他的团队开始研究狂犬病疫苗，他们从一位兽医那里获得了两条疯狗，希望能采集到疯狗的唾液。这是件极其危险的事情，一不小心人就会因此丧命，为此巴斯德不惜匍匐跪在疯狗跟前许久，直到取得唾液。

通过多次实验研究，巴斯德大胆猜测狂犬病是一种神经系统的疾病，因为当他将病毒直接注射进健康兔颅内的时候，狂犬症状发作的潜伏期明显缩短为 6~10 天。随后他从病死的兔子身上取出一小段脊髓，分两组实验：一组的脊髓未经干燥就直接捣碎与蒸馏水混合，而后注射进健康狗的体内，不出意外健康狗立刻发病死亡；而另外一组，巴斯德将捣碎的脊髓放入一支无菌烧瓶中，使其干燥后和蒸馏水混合，再注入健康狗体内，被注射的狗却神奇地活了下来。巴斯德由此推断干燥后脊髓里的病毒已经微弱到不足以使狗发病，依照之前发明鸡霍乱疫苗的经验，他将用干燥脊髓研制出的狂犬病疫苗实验品注入健康犬体内，再把狂犬病病毒注射进狗的颅内，狗成功存活下来。

尽管动物实验很成功，但此时的狂犬病疫苗距离应用在人身体上还有一段距离。

1885 年，一位绝望的母亲抱着她的儿子跪在了巴斯德实验室门口。这个可怜的孩子名叫麦斯特，年仅 9 岁的他在上学路上遭到一条疯狗毫无预兆的袭击，被路人救回时身上已是血肉模糊。当地的医生对此束手无策，抱着试一试的态度，他的母亲带着小麦斯特赶到了巴黎找到巴斯德求医。

巴斯德对小麦斯特的遭遇心生怜悯，无论如何他都想试着救下孩子的命，于是在和另外两位医学博士会诊后，巴斯德决定将尚不成熟的狂犬病疫苗提前进行人体试验：11 天内，他先后给麦斯特注射了 13 剂疫苗，疫苗的毒性由弱到强，最后一剂的疫苗毒力足以引起狂犬病。接种完后，巴斯德忐忑不安地等待着结果，一天、两天，渐渐地一个月过去了，小麦斯特毫无发病的征兆，巴斯特悬着的心这才慢慢放了下来。

巴斯德治好狂犬咬伤患者的消息不胫而走。

1888 年，法国政府为表彰他的杰出贡献，成立了巴斯德研究所，由他亲自担任所长。

1889 年，生产工艺已经比较成熟的狂犬病疫苗开始被广泛推行使用。

灭活疫苗:
终结黑色恐怖

"霍乱暴发时,不计其数的尸体被草草埋进万人坑,土地像是吸满了血的海绵,一脚踩上去,血水便会渗出来。"

——加西亚·马尔克斯《霍乱时期的爱情》

我们再把目光投向同处 19 世纪的英国。1854 年的英国,霍乱疫情空前严重,曾经不可一世的日不落帝国,此刻却被死亡腐朽的阴霾笼罩,街道上偶有马车伴着暗巷里微弱的呻吟声经过,溅起砖缝中暗红色的液体,夹杂着几分腥臭的腐烂味,闻之令人窒息。

此时,年轻的约翰·斯诺医生在伦敦的布罗德街区已经调查了好几天,尽管他对当时主流学派提出的"瘴气论"颇有质疑,但关于造成霍乱流行的真正元凶至今一无所获,这让他感到无比沮丧。

斯诺医生曾在 1849 年的《伦敦医学报》上发表了相关论文,以解释霍乱传播的途径。在这篇论文中,他发现大多数煤矿工人的死亡与食物有关,因为这些工人不管做什么都没有洗手的习惯,导致他们中间只要出现一个腹泻患者,那么腹泻这种症状很快就会在周围的人群中传播开来。斯诺以此推论,霍乱的传播与不良的卫生习惯和脏乱的环境有关。可惜的是,这篇论文的发表在当时并没有引起重视。

直到 1854 年,一场严重的霍乱疫情迅速在伦敦的索霍区暴发,其中布罗德街是疫区最为严重的街道之一。街区幸存的居民们慌不择路地往外逃离，只有斯诺不顾劝阻，坚持前往死亡街道，一家一户推开连他都不知道门后是尸体还是活人的房子，记录着患者每天的症状和行动轨迹，最后将这些信息在地图上汇成了一张统计图，也就是后世著名的"死亡地图"。

斯诺不辞劳苦地走访了疫区 13 个公共水泵和 578 例死亡病例的位置，发现大部分的死亡病例都集中在布罗德街和坎布里格街交叉口的一处水泵周围，而坎布里格街北面的死亡率明显低于其他地方，因为北面的居民使用了其他水泵。且离交叉处的水泵越远，居民的死亡率越低。尽管斯诺医生的这一发现已经可以很好地反击"瘴气说"，但伦敦当局并不对这一说法买账，原因在于当时伦敦恶臭弥漫，人们更倾向于将疫情流行归咎于可以闻得到的瘴气，而非看不见的水质污染。

对此斯诺医生并不气馁，为了更好地验证自己的论点，他改变研究方向，将目光放到了布罗德街没有患病的人身上。位于布罗德街附近的一家啤酒厂就这样进入了医生的视线，啤酒厂距离布罗德街仅 180 米，但啤酒厂里的工人却奇迹般地没有染病。一番调查后，斯诺医生发现，因为在啤酒厂里，工人们可以喝到免费的啤酒，所以他们几乎不喝厂外的水，自然也就在这场疫情中逃过一劫。除此之外，在离布罗德街不远的一个监狱里的囚犯，也几乎没有霍乱病例，原因是监狱有独立的水井，因此从未使用过布罗德街的水泵。

斯诺医生将手中的资料迅速整理汇总，交给了索霍区当局，并要求关闭疑似传染源的水泵。为了控制疫情，当地官员的头发都快薅秃了，这回他们听取了医生的建议，抱着死马当活马医的心态，当局于当年 9 月 8 日下令关闭了布罗德街和坎布里格街交叉口的水泵，自此肆意狂虐的病魔逐渐放慢了进攻的脚步，疫情终于得到了缓解。

约翰·斯诺将霍乱病例放置在地理网格上，并根据家庭供水来源比较霍乱发病率的方法，开创了流行病学研究新时代，他让流行病学调查不再局限于抽象的数字和表格，轨迹地图的应用，至今在传染病学、人类学等学科有着深远的影响。

时间来到 1883 年，罗伯特·科赫带领一组调查队前往印度进行病毒学调查，他们在那里发现霍乱患者身上携带了相同形状的细菌。到了 1884 年 1 月，科赫成功分离出纯培养的逗号杆菌，也就是我们现在所知道的 O1 群霍乱弧菌病原体。

而此时，巴斯德发明的鸡霍乱疫苗已经打开了减毒活疫苗的新篇章。在人类首次分离出霍乱弧菌后的第二年，1885 年，西班牙细菌学家海梅·费兰（1849—1929）首次使用霍乱活菌接种，试图通过自动免疫来预防疾病。在几千人的临床试验中，接种组的霍乱发病率降到了 1.3%，但对比组的患病率仍是 7.7%，由此可见，接种疫苗对疾病起到了一定的预防作用。但毫无疑问，活菌疫苗带来的不良反应也是相当严重的。

为了提高疫苗的安全性，1888 年，伽马雷亚提出可以通过降低毒力来减少疫苗的不良反应，他把霍乱弧菌加热至 120℃来杀死菌体活性，以此获取的疫苗在接种过后仍得到了较好的保护力。1896 年，科勒提出使用琼脂培养霍乱弧菌，在加热杀死后接种使用——这一疫苗制造方法就是现今通用的"灭活疫苗"（死疫苗）的原型。

基因工程疫苗：破解乙肝、宫颈癌与带状疱疹

如果说天花疫苗的发明拉开了人类攻克传染病的序幕，那么将基因技术引入疫苗生产，则标志着人类对疫苗的探索又登上了新的台阶，有人将之称为"第二次疫苗革命"。20 世纪进入后半程，生命科学技术也迎来了快速发展的时期，在这个阶段，乙肝疫苗、HPV 疫苗、带状疱疹疫苗、b 型流感嗜血杆菌疫苗等，作为基因重组疫苗、亚单位疫苗和蛋白结合疫苗的代表，大大提升了疫苗的有效性和安全性。

乙肝病毒（HBV）在 1970 年被戴恩发现。乙型病毒性肝炎以肝脏病变为主，能诱发多器官损害。患者主要表现为全身不适、恶心、乏力、肝区疼痛、黄疸、发热等症状。到今天，乙肝主要的治疗方式以抗病毒为主，患者需长期服药，耗时长且较难根治，治疗代价昂贵。因此，接种乙肝疫苗就是控制病毒传播、从源头上扼杀疾病萌芽的经济且有效的手段。

第一代乙肝疫苗是一种"血源性疫苗"。1971 年时，克鲁格曼首次发现乙肝患者血浆中的乙肝表面抗原（HBsAg）在接种至黑猩猩体内后，能产生保护性抗体，随后这种来自患者血浆的 HBsAg 被批量生产成血源性疫苗。血源性疫苗，顾名思义，就是从无症状乙肝病毒携带者身体中抽取乙肝表面抗原阳性血浆，在进行无菌试验以及外源性病毒检查后备存，进一步提取其中的 HBsAg。作为第一代乙肝疫苗，虽然血源在乙肝疫苗史上具有重要意义，但是其在完整的制备过程中也存在不少缺陷。

首先，血源人群需为无症状的乙肝病毒携带志愿者，采血前要经过严格的体检，确认其无其他传染病及过敏史，严格的筛选会导致血源获取困难。其次，在疫苗灭活过程中，有其他如 HIV、甲肝等病毒存留的风险。再者，疫苗需经历黑猩猩安全实验，成本高且周期长。

第一代乙肝疫苗在人类控制乙肝病毒传播过程中起到了不可磨灭的作用，但科学家必须寻找更安全简便的疫苗技术。于是基因工程技术进入了科学家的视野。1986 年，美国有一家公司首先尝试研制出了酵母重组疫苗，这种疫苗是把病毒基因中的 HBsAg 抗原区基因切出，利用质粒导入酵母细胞，转化后的酵母细胞被称为重组酵母细胞（可参阅第 69 页示意图）。科学家发现，在重组酵母细胞中同样可以生产出乙肝病毒的 HBsAg，酵母细胞中的 HBsAg 在细胞内以 22nm 的球形颗粒形式存在，它在表面抗原表达、化学性质和免疫性等方面与血源 HBsAg 类似，同时具有更好的免疫原性和热稳定性。此后，多种利用酵母细胞或哺乳动物细胞的乙肝疫苗被研制出来，血源性乙肝疫苗的历史使命从此逐渐被基因重组疫苗接过。

随着生物技术和传染病防控需要的发展，亚单位疫苗、蛋白结合疫苗等利用现代生物技术的疫苗也被研发出来。二十世纪七八十年代，研究发现，疫苗抗原—抗体的免疫反应中，大分子的抗原虽然携带多种特异性的"抗原决定簇"，但只有其中少量关键部位对免疫应答起主要作用。因此，科学家通过技术手段，从培养的病原微生物中分离、纯化、鉴定、分析病原微生物的这些"关键部分"，而应用这些组分制成的疫苗不含有完整的病原微生物，只是病原微生物的部分组分，所以被称为亚单位疫苗。

亚单位疫苗能够减少疫苗的不良反应，同时，由于其相对安全且可在短时间内开发的优点，被广泛研究。不过，亚单位疫苗存在诱导免疫原性较低、作用时间短等缺点，需要"佐剂"或"免疫刺激剂"来提高疫苗免疫原性。

如今我们最熟悉的亚单位疫苗莫过于人乳头瘤病毒疫苗——HPV 疫苗。人乳头瘤病毒（HPV）是一类双链环状 DNA 病毒，是最常见的生殖道感染病毒。根据 HPV 家族成员致癌性的不同，可分为高危型 HPV 和低危型 HPV。高危型 HPV 的持续感染可导致子宫颈、肛门等部位癌变，低危型 HPV 可致生殖器疣和其他良性病变。HPV 感染主要通过性行为传播，感染 HPV 后，机体会清除大多数的 HPV 感染，只有少数会持续感染并最终发展为癌前病变和癌症。鉴于 HPV 感染后疾病的严重程度和较高的人群感染率，一种可以预防 HPV 感染的疫苗应运而生。

科学家首先发现，HPV 病毒的"L1 蛋白"具有明显的抗原性，并且是机体免疫细胞清除 HPV 的主要攻击位点，显然是制造疫苗良好的抗原选择。确定了 HPV L1 蛋白为抗原后，将 HPV 基因中表达 L1 蛋白的 DNA 片段剪切下来，通过基因重组技术形成新的重组 DNA 分子（可参阅本页示意图），将重组 DNA 分子导入特定细胞中进行大量复制和表达，就能形成大量的 HPV L1 结构蛋白，经过纯化等流程，辅以佐剂就得到了可用于预防 HPV 感染的疫苗。

这样生产出的抗原活性几乎与天然的病毒完全一致，能刺激机体产生特异性的体液免疫反应，产生抗体，从而预防对应类型的 HPV 感染。同时，由于这种疫苗不含有病毒遗传物质 DNA，所以不具感染性和致癌性，从而保障了疫苗的安全。

重组基因疫苗

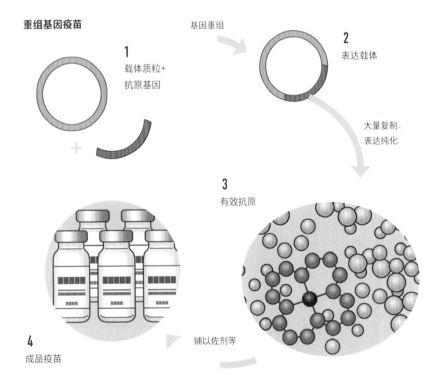

基因重组

1
载体质粒+
抗原基因

2
表达载体

大量复制、
表达纯化

3
有效抗原

辅以佐剂等

4
成品疫苗

载体疫苗：
抗击埃博拉

当人类步入 20 世纪末叶，伴随着技术和认知的突破，疫苗的研制不再局限于病原微生物及其产物本身：除了在体外生产抗原，我们或许还能在自己的身体内"制造"某些抗原物质，机体对这些体内抗原物质产生免疫反应以达到预防疾病的目的，载体疫苗、核酸疫苗的设计思路就这样应运而生。

1980 年，有学者发现"猿猴空泡病毒 40"（SV40）的 DNA 可以直接通过细菌转移到哺乳动物细胞，这为细菌活载体疫苗的研究奠定了基础。1982 年，马切特等人以我们熟悉的牛痘病毒作为载体取得成功，表达了外来抗原，使重组活载体疫苗的研究得到了长足发展。

重组活载体疫苗，简单地说就是用弱毒或无毒的病原体作为载体，通过基因技术插入外源抗原基因，但该载体病毒或细菌的生存与繁殖不受影响。接种重组活载体疫苗以后，不仅能对原病毒产生保护力，还获得对插入基因相关疾病的保护力，此外，一个载体可以表达多个免疫基因，可获得多价苗或多联疫苗。

而载体疫苗所用的载体，要求安全有效、有强免疫原性、几乎无不良反应。减毒的沙门氏杆菌、卡介苗、痘苗病毒、腺病毒、脊髓灰质炎病毒、单纯疱疹病毒等，可以作为这种载体。病毒活载体疫苗兼有常规活疫苗和灭活疫苗的优点，与传统疫苗相比，病毒活载体疫苗不仅容易生产、质量可控性更强，而且具有免疫效果好、成本低、稳定性好等优点。细菌载体重组疫苗可以通过口服和鼻内等途径进行接种，从而诱导黏膜免疫，这对于呼吸道或肠道感染疾病的预防是非常有效的，相比病毒载体重组疫苗，细菌活载体疫苗的生产成本低，生产工艺简单且利于纯化。

从 20 世纪 80 年代开始，重组狂犬病疫苗、新城疫病毒疫苗、重组鸡痘病毒活载体苗等载体疫苗先后问世，但这种新兴疫苗真正走入我们的视野，还是因为一场严峻的疫情。

1976 年 9 月，在刚果（金）北部的埃博拉河上游附近 55 个村子均发生一件怪事，大量村民相继离奇去世，有些家庭甚至全部暴毙，而且死相非常恐怖，患者精神错乱、全身抽搐、全身包括眼球都会滴血，像极了科幻片里的"丧尸"。

马波罗·洛克拉是这种被称作"血疫"的传染病的第一位牺牲者，医生用尽了各种治疗方法，但还是没能挽回他的生命。他的死并未引起太大的重视，人们还不知道这种病毒极强的传染性。马波罗·洛克拉去世之后，亲友们为他举办了葬礼。按照当地的风俗，要为死者清洗遗体。随后，人们又用洗过遗体的水来洗手，意味着一家人"团结"。这风俗给马波罗·洛克拉的亲友带来了致命的打击！没多久，包括马波罗·洛克拉的母亲在内的许多亲友相继患上了此病，前后 19 人相继去世。

马波罗·洛克拉曾就诊过的医院也出现了相同的患者，有一位患者将最后的希望寄托在了当地一家教会医院上，医生在采集他的血液后送往欧洲实验室，最终被确定这是一种新型丝状病毒。随后，研究人员赶往事发地，在埃博拉河中检测到了这种病毒。由于该病传播和死亡速度异常迅猛，后人将这它称为"埃博拉病毒"。

这场疫情来得迅速，但很快以"自我了结"的方式渐渐消失了，仿佛它只是要展示一下自己的能耐，而并不打算"游玩"太久。就像一条眼镜蛇突然悬挂在人们头顶，让所有人受惊吓瘫之后，忽然又游回丛林深处，难觅踪影。

此后三十几年间，埃博拉疫情数次出现又突然消失，直到 2014 年，西非出现严重的埃博拉疫情。当年 12 月，世界卫生组织关于埃博拉疫情的报告称，几内亚、利比里亚、塞拉利昂、马里、美国以及已结束疫情的尼日利亚、塞内加尔与西班牙累计出现埃博拉确诊、疑似和可能感染的病例 19 031 人，其中死亡人数达到 7 373 人。

自从 1976 年埃博拉疫情第一次暴发后，科学家就开始研究灭活埃博拉疫苗，却发现灭活疫苗对豚鼠有保护作用，但对灵长类没有保护作用。1990 年初，耶鲁大学科学家约翰·杰克·罗斯尝试将一种叫作水疱性口炎病毒（VSV）的病毒用作载体，当它感染人的时候不会使人得病，但会让免疫系统对它做出迅速反应，生成足够数量的抗体。罗斯认为，这种病毒如果能承载埃博拉的基因，那么，就可以使疫苗成功产生保护作用。

由于实验室无法满足处理世界上最危险病毒所需的要求，罗斯团队无法研究埃博拉病毒。紧随其后，科学家汉斯·迪特·克伦克尝试在 VSV 载体上研究单个埃博拉基因。这种方法的优越之处在于，他们可以在更低的生物遏制水平下进行埃博拉病毒研究，让研究工作变得更安全、快捷和经济。他们将 VSV 表面的蛋白质（被称为糖蛋白或 G 蛋白），替换为埃博拉的糖蛋白、马尔堡的 G 蛋白，从而制造出了 VSV 重组病毒。然而，是否可以用这种重组的 VSV 病毒研发埃博拉疫苗，研究人员意见不一。

不过，同一时期，大西洋彼岸的加拿大正在新建一所国家级微生物学实验室——温尼伯国家微生物学实验室，其中就包括了可以用来研究埃博拉病毒的 P4 实验室，费尔德曼受聘带领该实验室的特殊病原体研究团队。费尔德曼是迪特·克伦克的学生，1999 年，征得导师同意后他带上 VSV 载体结构在温尼伯实验室继续研究。经过不懈努力，费尔德曼团队用含有埃博拉糖蛋白的 VSV 病毒（rVSV-ZEBOV）感染小鼠后发现预先感染 rVSV-ZEBOV 的小鼠完全免疫，而预先未受感染的小鼠全部死亡。

埃博拉疫苗终于迈出了成功的第一步。但由于 2003 年"非典"（SARS）暴发，埃博拉病毒疫苗工作便暂时搁置。直到 2014 年秋，西非埃博拉病毒疫情肆虐，成千上万家庭在这次疫情中流离失所。这次接棒的是默克公司，最终 rVSV-ZEBOV 疫苗研发成功，并在试验中 100% 有效。2019 年 11 月 12 日，rVSV-ZEBOV 成为首个通过世界卫生组织预认证的埃博拉疫苗。

2014 年的埃博拉疫情并不只影响到西非，随着世界卫生组织将其定为全球卫生紧急事件，中国也果断启动了基因突变型埃博拉疫苗研发工作。陈薇领衔中国人民解放军军事医学研究院生物工程研究所的团队与康希诺生物股份公司共同合作，利用引起普通感冒的腺病毒为载体，使其搭载埃博拉病毒的蛋白，成为腺病毒 Ad5 载体埃博拉疫苗（Ad5-EBOV）。

Ad5-EBOV 在 I 期临床试验中显现了良好的安全性与免疫原性。2015 年 5 月，陈薇团队启程奔赴埃博拉疫情最严重的西非国家——塞拉利昂。Ad5-EBOV 实现了中国疫苗在境外临床试验的"零突破"，2015 年 10 月，II 期临床试验研究结果证实：Ad5-EBOV 安全性良好，免疫原性出色。

**核酸疫苗：
再辟新路**

除了载体疫苗，核酸疫苗也是一条研制疫苗的新路。同样是在人体内"制造"抗原物质以产生免疫反应，核酸疫苗不需要以活病毒或细菌为载体，而是将编码抗原蛋白的 DNA 或 RNA 序列导入人体内，直接在人体细胞内表达抗原蛋白，诱导机体产生免疫应答，以达到预防和治疗疾病的目的。

1992 年，有专家将表达人生长激素的 DNA 导入小鼠皮内，小鼠产生特异性抗体，从而提出了"基因免疫"的概念。大量动物实验都说明在合适的条件下，DNA 接种后既能产生细胞免疫又能引起体液免疫。因此，1994 年在日内瓦召开的专题会议上这种疫苗被定名为核酸疫苗。

我们听说过的新冠肺炎 mRNA 疫苗就是一种核酸疫苗。mRNA 疫苗直接利用病毒的抗原蛋白对应的基因序列，将抗原 DNA 转录成 mRNA 后，再结合到鱼精蛋白、脂质体等载体上，制成疫苗（可参阅本页示意图）。

由于核酸疫苗"简单直接"的设计原理，研发速度快、产生免疫快、细胞免疫和体液免疫效果强就成了其最大的优势。从概念提出至今，核酸疫苗在人类及动物中产生预防和治疗作用的研究报道不断增加，应用

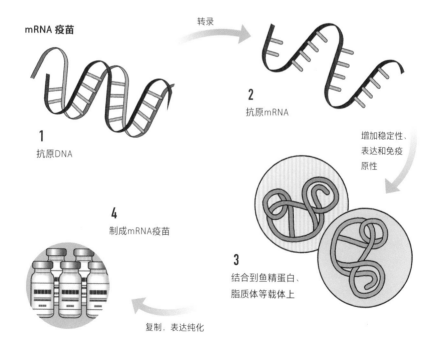

mRNA 疫苗

转录

2
抗原mRNA

1
抗原DNA

增加稳定性、
表达和免疫
原性

4
制成mRNA疫苗

3
结合到鱼精蛋白、
脂质体等载体上

复制，表达纯化

范围也逐渐扩大。人们除了期望用核酸疫苗来征服诸如微生物感染性疾病、寄生虫病等顽症，还期待它能用于肿瘤、遗传病和其他多种疾病的基因水平治疗。

例如，寄生虫所致疾病种类多、分布广、危害大，但是由于虫体的抗药性，以及现有寄生虫疫苗存在的种种问题，通过疫苗有效防治寄生虫病仍是一个世界性难题。但是，核酸疫苗的出现给人类抗寄生虫感染带来了新的希望，人们开展了针对疟原虫、利什曼原虫、血吸虫及囊虫病核酸疫苗的研究，取得了一定效果。

而肿瘤本质上是机体中正常细胞在各种致瘤因素的长期影响和作用下，发生过度增生和异常分化所形成的新生物，通常表现为肿块。随着人类对肿瘤认识的加深，DNA 疫苗开始应用于肿瘤的预防和治疗，而且偏重治疗，在这个意义上，肿瘤的核酸疫苗同时又是核酸药物。目前，随着研究的发展，DNA 疫苗为治疗恶性肿瘤提供了新的思路，例如将编码肿瘤相关抗原的基因转导到肿瘤细胞内表达，可提高肿瘤的免疫原性，从而增强宿主抗肿瘤的免疫应答。

疫苗家族

在漫长的历史长河中，人类一直探索着抵御疾病的各种手段。现代疫苗作为武器真正登上历史舞台的时间并不算长久，但历经数次革命式的跃升，疫苗家族得以迅速地成长与壮大。从霍乱到埃博拉、新冠肺炎，疫苗所预防的疾病范围不断延伸，研制技术的革新也使得其安全性和有效性一步步提升。

如今，当我们回顾这段两百年的进化史，会

将历次"疫苗革命"中诞生的疫苗归为三代，它们有的拥有悠久的历史，有的拥有创新的技术，有的即将成为明日之星。它们有着迥异的特点，也因此各具独到的优势，为守护人类而在各自的前线奋战着。

老当益壮的第一代：灭活疫苗和减毒活疫苗

第一代疫苗拥有最悠久的历史和传统，指采用巴斯德等最初的方法制备的疫苗，疫苗成分是整个细菌或病毒等病原微生物的个体或病原微生物的某些亚单位成分，包括灭活疫苗和减毒活疫苗。

灭活疫苗是采用加热或化学剂（通常为甲醛溶液）将具有感染性的细菌或病毒杀死，使其失去致病力而保留抗原性，代表性的灭活疫苗包括脊灰灭活疫苗、流感灭活疫苗等。

灭活疫苗由于不能在体内复制，所产生的主要是体液免疫反应，只能产生记忆 B 细胞，不能产生记忆性 $CD8^+$ T 细胞，故而机体的细胞免疫反应很弱，需要多次接种，并需定期加强接种以提高或增强抗体滴度。但灭活疫苗也有稳定性好、易于保存和运输的特点。接种灭活疫苗对免疫缺陷者不会造成疾病感染，并且通常不受循环抗体的影响，即使血液中有抗体也可以接种。

而减毒活疫苗是从野生株或治病的病毒或细菌衍生而来，病原体经过各种处理（改变环境、不断传代）后，发生变异，毒性减弱，但仍保留其免疫原性。将其接种到身体内，不会引起疾病的发生，但病原体可在机体内生长繁殖，引发机体免疫反应，起到获得长期或终身保护的作用，其中最具代表性的减毒活疫苗就是我们熟知的"糖丸"（脊灰减毒活疫苗）。

减毒活疫苗引起的免疫反应实际上与自然感染相同，疫苗株可以在人体内繁殖（复制），因而除了产生体液免疫外，还可以激活细胞免疫反应，产生记忆性 $CD8^+$ T 细胞。减毒活疫苗通常接种 1 次即有效，但由于是活疫苗，易受光和热的影响，不稳定、不易于保存和运输，也会受体内循环抗体的影响而降低疫苗的免疫效果。另外，减毒活疫苗也有毒力返祖的风险，免疫缺陷者或正接受免疫抑制治疗的患者如接种减毒活疫苗将有较大的风险。

蓬勃兴旺的第二代：类毒素疫苗、亚单位疫苗、多肽疫苗、基因重组蛋白疫苗、病毒样颗粒疫苗等

与第一代疫苗主要基于病原微生物整体进行研制不同，第二代疫苗随着重组 DNA 技术、蛋白质化学技术的进步，开始从分子水平上使用微生物的天然成分及其产物制备疫苗。这一代疫苗"人丁兴旺"，类毒素疫苗、亚单位疫苗、多肽疫苗、基因重组蛋白疫苗、病毒样颗粒疫苗等均为其家庭成员，能预防涵盖百日咳、白喉、破伤风、流脑、乙肝、流感、宫颈癌、戊肝、带状疱疹等多种疾病。

第二代疫苗是人们通过提取或者合成等多种方式将所需要的抗原物质制造出来，与机体反应产生抗体，以此提供免疫保护。因为所选的抗原物质够纯粹，抗原较为稳定，通常可以减少疫苗的不良反应，但也往往存在免疫原性低的问题，需要应用佐剂配合或者多次接种才能起到最佳的免疫效果。

蓄势待发的第三代：载体疫苗和核酸疫苗

第三代疫苗的研制不再局限于病原微生物及其产物本身，而是让机体通过基因表达自行生产相关的抗原物质。

载体疫苗是将特定的细菌或病毒作为遗传信息的载体，用基因工程技术将外源性抗原基因植入细菌或病毒 DNA 的某部位使之形成重组的细菌或病毒，我们所想要的抗原基因随后便搭着"顺风车"进入了人体内，最后利用宿主的相关成分来刺激目的抗原蛋白，并诱导机体产生相应抗体。

载体疫苗由于基因递送效率高，易产生强烈免疫反应；同时可递送到不同的靶器官，产生细胞免疫和黏膜免疫。但是载体疫苗也有一定的局限性，载体可能受机体的预存抗体影响，在到达目的地前就被消灭从而降低免疫效果；而细菌或病毒载体本身也可能有潜在风险。

核酸疫苗的免疫原理和载体疫苗相似，也是将编码抗原蛋白的基因运送到人体内，但和载体疫苗需要借助"顺风车"的方式不同，核酸疫苗犹如"独行侠"，直接将一段基因序列送入人体，对我们想要预防的疾病"一剑封喉"。

核酸疫苗研发速度快、产生免疫快，细胞免疫和体液免疫效果强，但也有维持疫苗稳定性、完善接种途径等技术难题需要攻克；且作为新生代，核酸疫苗长期存在细胞内的潜在风险，是否会整合入人体染色体等情况尚不清楚。但相信，只要收集足够多的数据，终有其名扬战场的一天。

百年流转，群星齐聚。现在，我们终于可以串起它们的足迹，去解读一场场疫苗与疾病跨越时代的战役！

（编者：邓鹏飞　陈琳琰　全伟　审稿：董晨）

参考文献

［1］陈俊升，陈代杰，路慧丽. 传染病背后的科学——从"N个第一"的诞生到传染病的防治 [J]. 中国抗生素杂志，2020，45（04）：315-346.

［2］杨正时，房海. 巴斯德开启预防医学的大门——纪念路易斯·巴斯德发明狂犬病疫苗130周年 [J]. 河北科技师范学院学报，2015，29（04）：1-8.

［3］卢明，陈代杰，殷瑜. 1854年的伦敦霍乱与传染病学之父——约翰·斯诺 [J]. 中国抗生素杂志，2020，45（04）：347-373.

［4］王晓雨，徐文婧，吴俊，叶冬青. 运用标点地图法寻找霍乱流行真相：约翰·斯诺 [J]. 中华疾病控制杂志，2020，24（12）：1475-1478.

[5] Snow J. Further remarks on the mode of communication of cholera; including some comments on the recent reports on cholera by the General Board of Health[J]. *Med Times Gazette*, 1855(31–35): 84–88.

[6] 张延龄，张晖．疫苗学［J］．自然科学进展，2004，014（007）：829．

[7] 周亦川．战争延续上万年，人类离"赢"还有多远［J］．科学大观园，2019（23）：40-41．

[8] 廖俊林．揭开预防狂犬病的历史［N］．大众科技报，2011-12-20（B03）．

[9] 李国亚，刘达，鲍秀峰，邢雪琨．病毒性肝炎疫苗的研究进展［J］．基因组学与应用生物学，2019，38（08）：3893-3900．

[10] 童利学，童璐莎．乙肝疫苗的研究进展及展望［J］．现代实用医学，2007，19（01）：78-81．

[11] 王传林，李明，吕新军．人用疫苗的分类及生产工艺［J］．中华预防医学杂志，2020，54（09）：1017-1025．

[12] 范红，于振行，苏月，李少伟．疫苗技术的研究进展和分析［J］．中国新药杂志，2019，28（14）：1665-1669．

[13] 赵亭亭，徐叶，廖旻晶，等．寨卡病毒NS1蛋白的原核表达和单克隆抗体的制备［J］．中国人兽共患病学报，2019，35（3）：196-200，211．

[14] 刘静娴，曾晓燕，史凤娟，等．寨卡病毒非结构蛋白1的真核表达纯化和免疫反应性鉴定［J］．现代预防医学，2018，45（17）：3165-3167，3177．

[15] BRITO L A, O' HAGAN D T. Designing and building the next generation of improved vaccine adjuvants[J]. *J Control Release*, 2014, 190(7): 563–579.

[16] 樊凡，方成．免疫佐剂的复合化研究进展［J］．中国免疫学杂志，2019，35（9）：1150-1153．

[17] 中华预防医学会疫苗与免疫分会．子宫颈癌等人乳头瘤病毒相关疾病免疫预防专家共识［J］．中华预防医学杂志，2019，53（08）：761-803．

[18] 中国医师协会皮肤科医师分会，李若瑜．带状疱疹中国专家共识［J］．中华皮肤科杂志，2018，51（6）：403-408．

[19] 张哲，李新圃，杨峰，罗金印，王旭荣，刘龙海，李宏胜．荚膜多糖及其疫苗研究进展［J］．动物医学进展，2015，36（11）：83-87．

[20] 刁连东，徐爱强．A、C群脑膜炎球菌-b型流感嗜血杆菌结合疫苗：一种新联合疫苗应用策略的综述［J］．中华预防医学杂志，2014，48（12）：1118-1122．

[21] 程亚慧，沈荣，乔瑞洁．细菌性多糖蛋白结合疫苗免疫应答机制的研究进展［J］．微生物学免疫学进展，2018，46（04）：81-86．

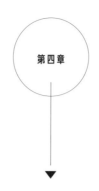

第四章

与疾病鏖战

在人类与白喉、流感、脊灰等疾病斗争的道路上，随着更安全、更高效的疫苗武器不断出现，我们永远不应放弃希望，奋勇前行！

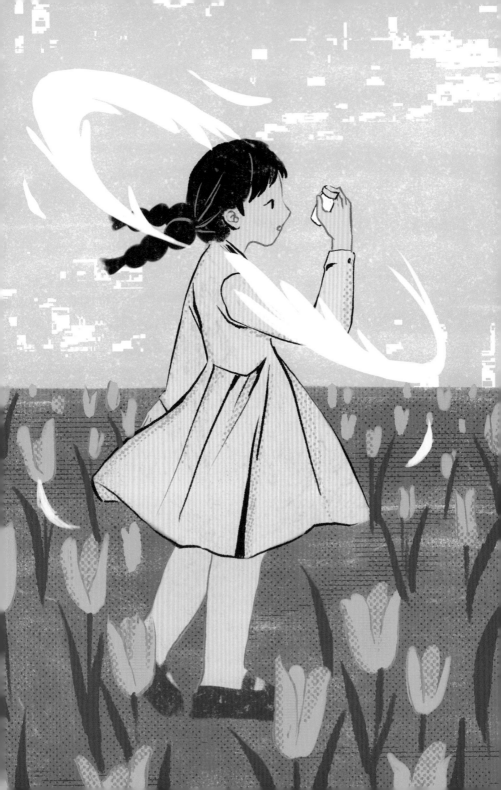

白喉：
"扼杀天使"的降临

回望那些跨越时代的与瘟疫的斗争，让我们从一个稍显陌生的名字——"白喉"开始。

在今天，白喉是一种看起来遥远而又陌生的疾病，绝大多数人从未见过。但在过去，白喉对于大部分孩子来说，绝对是噩梦般的存在。白喉的英文为 diphtheria，源自希腊语 diphthera，原意是"皮革"，用于描述罹患白喉时患儿喉咙内形成的那一层坚韧的假膜。白喉患儿犹如被一双手死死掐住咽喉，逐渐地收紧，往往最后因呼吸问题窒息而亡，因此白喉也得到了"扼杀天使"的别称。

在前病原体时代，人们对于白喉束手无策。1613 年，西班牙经历了白喉病的流行。这一年被称为西班牙历史上的 ElAñodelos Garrotillos（扼杀年）。1735 年，白喉疫情席卷新英格兰。1735—1740 年白喉在新英格兰地区流行时，曾造成部分城镇 80% 的 10 岁以下儿童死亡，被称为"真正可怕的瘟疫"。19 世纪 80 年代，白喉在欧洲和美国发生大流行期间。仅在德国，每年就有约 10 万儿童感染此病，一些地方的病死率高达 50%。很难想象，如此恐怖的疾病在如今已不再常见，这正是疫苗的功劳。

很难明确白喉最早是由谁发现的。据记载，法国医生布雷托诺·皮埃尔在 1826 年最早详细描述了白喉的临床特点并为它命名。1883 年，德国科学家埃德温·克莱布斯首先发现了引起白喉的细菌并将其命名为 Klebs-Loeffler 细菌，这种细菌球杆形状的外形与其他细菌截然不同，这也就是我们熟知的白喉棒状杆菌。发现白喉棒状杆菌后，当时的科学家们依旧没有弄清楚白喉的致病机制。一个疑问依旧困扰着他们：无论是实验动物还是白喉患者，白喉棒状杆菌只定植在上呼吸道，它又是怎样导致全身性反应乃至患者死亡的呢？

1884 年，德国科学家弗里德里希·洛弗勒的研究给出了些许启示，他使用我们提到过的"科赫法则"来证明白喉棒状杆菌和白喉之间的关联，并发现白喉棒状杆菌的荚膜会产生一种强烈的毒素（白喉外毒素），可能这种毒素分布到全身从而导致发病和死亡。1888 年，法国科学家艾米丽·鲁克斯和亚历山大·耶尔森受洛弗勒的启发，他们将含白喉棒状杆菌的培养物通过一个过滤器，将细菌过滤掉，再将滤除物接种到动物体内，结果发现了除咽喉分泌物外的其他所有白喉相关症状。经过一番艰难的探索，两位科学家终于成功证实是白喉外毒素的存在，导致患者死亡，而且它的毒性之强大大出乎人们的预料。1 克纯白喉外毒素，足以使 21 万只豚鼠一命呜呼。

搞清楚了白喉的致病机制，是迈向防控白喉的第一步，接下来登场的就是人类与白喉斗争史上最重要的人物，德国科学家埃米尔·阿道夫·冯·贝林。贝林原本的研究方向是应用碘化物来消灭白喉棒状杆菌，但经过了 400 多次实验，收效甚微。他的研究方法是，先让一批豚鼠感染上白喉棒状杆菌，然后注入碘化物观察效果。结果，大多数豚鼠死掉了，只有极少数顽强的豚鼠活了下来。由于实验用豚鼠已经耗尽，贝林只好把之前实验中活下来的豚鼠继续用于实验，但这次无奈之举有了意外的发现。贝林将新鲜的、活的白喉棒状杆菌再次注入这些豚鼠体内，但是这些豚鼠竟然没有重新感染白喉。贝林惊讶于这个重大发现，他马上找到了自己的好友，日本著名细菌学家北里柴三郎，一同探讨这一现象。1889 年，贝林在德国医学年会上提出了"抗毒素免疫"的概念。

贝林和北里应用这个治疗理念，在豚鼠体内注射白喉棒状杆菌，使它们患上白喉，再从患病存活的豚鼠身上抽取血液，分离出血清，最后将这种血清注射到刚受到白喉棒状杆菌感染的豚鼠体内，但实验依旧屡屡失败。

这时第三位大师登场，德国科学家保罗·埃尔利希仔细观察了贝林的实验后认为，抗毒素血清不纯是实验失败的原因。埃尔利希纯化了抗毒素血清，贝林和北里使用这种改良后的血清继续实验，终于在历经了300多次失败后获得了成功。1890年，贝林和北里共同发表了他们的研究结果。

不过也有人会问：这种全新的治疗方法用在人的身上能成功吗？

圣诞大拯救：白喉抗毒素血清

1891年12月25日，德国柏林大学附属诊疗所的儿科病房里，一个清秀可爱的小女孩正躺在病床上，气息奄奄，看上去生命即将走向尽头。她患上的正是"扼杀天使"——白喉。陪在她身旁的，是最爱她的父亲和母亲。父亲垂着头，面色凄凉，而母亲正在小声地抽泣着，似乎害怕吵醒好不容易睡着的小女孩。街道上装点着闪光的圣诞树，人们唱着欢快的圣诞歌，而病房内只有无奈、痛苦和绝望。所有的方法都试过了，但依旧无法拯救小女孩的生命。

突然，凝固的空气有了一丝扰动。小女孩病房外站立着一位三十多岁的男子，络腮胡子，衣着整齐。这个男子正是贝林，他是为了拯救这名小女孩而来，但心中又有一些忐忑。最终，他走进了病房，向女孩的父母做了自我介绍，并从外衣口袋中掏出了一个玻璃瓶，提出了一个不同寻常的治疗方案："我很想帮助你们的女儿解除病痛的折磨。这是我刚研发出来的治疗白喉的特效药——'抗毒素'（免疫羊血清）。只是我必须说明，虽然动物实验成功了，但是没有进行过任何人体试验。你们的女儿将是第一例，这是有很大风险的，你们是否还愿意让她用这个药呢？"

听完贝林的治疗方案，女孩的母亲犹豫了："还没进行过人体试验，是否有疗效都是未知数，甚至有可能加重病情。"这时，一直站在旁边的女孩父亲说话了："贝林医生，我们已经无计可施了，哪怕仅有一丝希望，我们都不会放弃的。"于是，贝林向小女孩注射了"抗毒素"，不安而又心怀希望的父母守在病床前，期待着奇迹的发生，而贝林也每天按时来探询小女孩的病情。

非常幸运，小女孩迅速恢复了生机，第二天症状就明显好转，一周后就康复出院了。

圣诞节加上难以置信的良好效果，使得此事造成了相当大的轰动，被世人传颂为"圣诞大拯救"。

虽然有人说应用抗毒素来治疗疾病的疗法不会早于 1892 年，因此质疑这个故事的真实性，但很多人相信这是一个具有真实原型的故事。毕竟贝林在治疗白喉这一领域所做出的杰出贡献是没有争议的。

鉴于白喉抗毒素血清的优异疗效，贝林被誉为"儿童的救星"。

此后，白喉抗毒素血清被迅速推广，使白喉的病死率从 62% 降到 10%。在第一次世界大战期间，欧洲病死率已降至约 15%，主要是由于普遍使用抗毒素治疗的结果。贝林也因为发现白喉抗毒素这一卓越贡献而获得 1901 年诺贝尔生理学或医学奖，他也是该奖项的首位获得者。

现代世界
七大奇迹之一：
白喉抗毒素疫苗

在利用血清疗法治疗白喉取得良好效果后，贝林并未因此止步。除了白喉抗毒素血清之外，贝林又继续研发了新的抗毒素血清，其中破伤风抗毒素血清更是在此后的第一次世界大战期间挽救了大批受伤士兵，贝林本人再次被称为"士兵的救星"。

1913 年，贝林将白喉抗毒素进行了新的尝试，成功研发了白喉抗毒素疫苗。贝林所研制的白喉抗毒素疫苗是一种毒素、抗毒素混合制剂，它包含适量的毒素，用于刺激免疫系统产生抗体，同时又拥有足够的、现成的抗毒素，用于防止毒素引发疾病。1914 年，法国报纸《晨报》（*Le Matin*）报道了贝林的白喉抗毒素疫苗：

与飞机、无线电、镭、火车、人体移植、发电机并列的现代世界七大奇迹之一。

白喉抗毒素疫苗基于"发病＋治疗"的原理给予人们免疫保护，存在一定的风险。另一方面，抗毒素血清的生产依旧需要依靠动物（先后经历了羊血清、牛血清和马血清），注射白喉抗毒素血清的儿童也可能罹患动物源性血清病，严重者可能危及生命。因此，白喉抗毒素疫苗并不是最理想的疫苗产品，直至 10 年后白喉类毒素疫苗的出现。

1923 年，法国兽医加斯顿·拉蒙发现，化学防腐剂福尔马林（甲醛水溶液）会改变白喉外毒素，在没有注射抗毒素的情况下，它消除了白喉毒素的毒性，但仍可触发免疫。经过这一处理的毒素正是我们所说的类毒素，即一些经变性或经化学修饰而失去原有毒性却仍保留其免疫原性的毒素。此项重要发现在白喉预防史上具有划时代的意义，白喉类毒素疫苗逐渐在各国推广使用。

白喉类毒素疫苗出现后，改良和完善的脚步依旧不停歇。

1925年，拉蒙在实验中发现了一个有趣的现象：给马注射白喉类毒素疫苗，部分马的注射部位起了脓肿反应，而这些马更易产生更强的免疫反应。这让他开始思考疫苗里是否应该添加些什么来提高这种情况的发生概率，随后的实验中他试着自主在疫苗里加了一系列奇特的物质，这些物质包括木薯、淀粉、琼脂甚至面包屑。最后该实验非常成功，混合了"拉蒙混合剂"的疫苗使得实验动物获得了更好的免疫效果。

1926年，就在拉蒙发现添加食物成分的疫苗对马更有效不久之后，英国科学家亚历山大·托马斯·格莱尼也有了新的发现。他的团队希望降低白喉类毒素在人体内的溶解速度，使疫苗在注射部位停留更长的时间，从而产生更强的免疫反应。为了实现这一目标，格莱尼尝试在疫苗中添加了铝盐。传闻说之所以添加铝盐是因为铝恰巧是格莱尼在化学品架上看到的第一个物质，或许他的化学品架是按字母顺序排列的。最终，当他用新鲜制备的白喉类毒素给豚鼠接种时，出乎意料的事情发生了。那些注射了含铝盐类毒素疫苗的豚鼠免疫力比那些只注射了类毒素疫苗的要强得多。几经改良，最终证实用铝盐处理的白喉类毒素大大提高了免疫效力。

直至20世纪30年代早期，精制吸附白喉类毒素疫苗才得以广泛应用。

1940年，霍尔特用磷酸铝吸附精制类毒素，降低了接种反应。至此，白喉类毒素疫苗基本定型。

多联疫苗的诞生

便捷和高效，是人类社会一直追求的目标，疫苗的研究也是如此。自白喉类毒素和破伤风类毒素出现后，科学家们又对两种类毒素的联合使用开展了研究。20 世纪 40 年代末，白破二联疫苗获得了成功，1948 年又与百日咳疫苗联合制成了百白破（DTP）三联疫苗。早期的 DPT 疫苗也称为 DTwP 疫苗，全名是白喉、破伤风及全细胞型百日咳三合一疫苗，包括白喉及破伤风的类毒素和灭活的百日咳鲍特菌。百白破三联疫苗的到来不仅仅简化了接种不同疫苗时的烦琐过程，也减少了所需的存储设备和人力成本，提高了资源的利用率，优化了有限的医疗资源的配置。

尽管 DTwP 疫苗有如此多的优点，但接种后频发的不良反应一直是阻碍其推广的主要问题。接种后，轻则出现红肿、发热、硬结、化脓等局部反应，重则产生昏睡、烦躁、呕吐、厌食等多种不良反应。同时，疫苗的受种人群主要为儿童，这些不良反应在一定的程度上影响了儿童家长们的认同度。直至 1981 年，日本率先研制成功了无细胞百日咳疫苗（aP），并替代百日咳菌体疫苗（wP）制成无细胞百白破三联疫苗（DTaP），开始用于 2 岁以上的儿童，1989 年用于 3 月龄儿童的免疫。DTaP 疫苗的应用大大减轻了人体接种后的不良反应，而且免疫率高达 92%。人类向消灭白喉又前进了重要的一步。

联合疫苗是未来疫苗的发展方向，近年来以

DTP 疫苗为基础，融合乙肝疫苗（HB）、脊灰灭活疫苗（IPV）、b 型流感嗜血杆菌疫苗（HIB）等更多品种的联合疫苗不断推出，其安全性和有效性也逐一被验证，进一步提升了及时接种率和接种者的依从性，接种疫苗已变得不再可怕。

鸡蛋里的疫苗工厂

纵观人类历史，一些诸如天花、黑死病、埃博拉等疫病的名字散发着令人恐惧的气息。相较之下，"流行性感冒"听起来似乎十分温和，人们往往把它和"普通感冒"（上呼吸道感染）混为一谈，认为不过是一个发热、流涕，再加上些许咳嗽的自限性疾病。然而事实上，流感病毒的可怕并不亚于上述烈性传染病，它极度凶险、狡猾并难以控制，有历史记载的大流行就曾出现过 7 次，包括 1918 年大流感、1957 年的"亚洲流感"、1968 年的"香港流感"等，可谓劣迹斑斑。随着天花的灭绝，黑死病也正逐渐成为历史，流感病毒已成为现存的杀死最多人的病毒。并且，它至今仍在人体内寄生繁衍，活跃在世界各地并造成每年有 29 万～65 万人的死亡。

对于 20 世纪的人们而言，1918 年大流感让人恐惧到难以忘怀，所以尽管这场瘟疫在 1919 年春季又神秘地自行散去，科学家们始终致力于找出真凶。当时，人们对"病毒"这一比细胞还小的微生物缺乏分离诊断的技术，甚至一度把"流感嗜血杆菌"（一种细菌）错认为引起流感的致病菌，直到1933年，威尔逊·史密斯和克里斯托弗·安德鲁斯将流感病毒从雪貂中分离成功，这个潜伏在身边的凶手才渐渐被解开面纱。

时过境迁，如今在电子显微镜的帮助下，我们可以清晰看到它真实的模样：这是一个带刺的球形病毒，基质蛋白和包膜就像它的骨头和皮肤，包裹和保护着在其中的RNA、核蛋白等遗传核心物质，在包膜表面还有着一些叫突刺的装饰物——血凝素（HA）和神经氨酸酶（NA），请特别记住这两个看似无害的装饰物，它们可是绝妙的易容大师！

尽管一战期间全球有1 000多万士兵及平民因战争丧生，然而这场大流感导致的病死人数至少达5 000万，是一战死亡人数的5倍。因着这个惨痛的教训，美国陆军决定资助流感疫苗的研发，而不久后第二次世界大战的暴发更是坚定了其研发疫苗的决心和投入（他们可不想重蹈覆辙），时任密歇根大学研究员的医学博士小托马斯·弗朗西斯和乔纳斯·索尔克是主要的研究人员。

当时其他疫苗研发的主流方向是：通过病毒毒株在动物体内的反复传代，找到一个毒性低微又足以使机体产生保护力的毒株，从而制备减毒活疫苗。俄罗斯的科学家斯摩罗丁塞夫就进行了这样的尝试，他研制的流感减毒活疫苗在本国曾沿用50多年。

然而其他国家的研究者们认为：流感病毒具有极强的变异性，尽管经过几次传代后可以轻易得到毒性较低的毒株，然而这些毒株十分不稳定，很快又可能恢复毒力，这种不确定性使得流感减毒活疫苗的安全性很难通过考验。因此，美国选择了另一条路——灭活疫苗，如果将流感病毒完全杀死，显而易见地，那就不会有毒力恢复进而使人体致病的风险了。

不过一个新的问题产生了，由于死病毒不会在人体内复制繁殖，人体对它们显然也不屑一顾，产生的免疫反应并不太热烈——这意味着灭活疫苗尽管也能够激起人体的免疫反应，却需要更大剂量的病毒。想要在诸如雪貂之类的活体动物身上获取如此大量的病毒显然很难做到，他们需要找到一个更好的病毒培养皿，比如小巧、易饲养的受精鸡蛋就再好不过了。

1931 年，美国病理学家欧内斯特·古德帕斯特博士和他的女助手爱丽丝将鸟痘病毒注入受精鸡蛋的鸡胚中，惊喜地在绒膜上发现了一些隆起的白色小斑点，这些斑点正是数以亿计的病毒。此后，鸡蛋就被科学家们"玩坏了"，各类病毒纷纷被注射入鸡蛋中，流感病毒也不例外。在 1936 年，麦克法兰·伯内特发现流感病毒也可以在鸡胚中生长，这使得量产流感灭活疫苗的最后一个障碍也被扫除了。

在美国军队的大力支持下，经鸡胚培养的流感灭活疫苗很快在 1942 年至 1944 年期间进行了数次试验，在一项试验中，有 6 000 多名受试者接种了该疫苗，接种结束后疫苗接种者中仅有 2.2% 感染了流感，而这一数字在未接种疫苗者中则高达 7.7%。最终，灭活流感疫苗的效果得到了美国陆军的认可，开始在军队以及普通民众中进行广泛接种。

你一定很好奇，一款现代化的疫苗其生产过程应该非常高大上，事实上，最高级的科学产品往往从最朴素的饲养工作开始制作——养鸡下蛋。当然，在外婆家后院里随意饲养的母鸡并不能担此重任，作为流感病毒的培养皿，鸡蛋如被污染就可能造成不可预知的大事故，因此鸡蛋的质量尤为重要。

自 20 世纪 60 年代起，无特定病原体鸡蛋（SPF）已逐渐成为一个标准，下这种鸡蛋的鸡群必须在封闭、受保护的专业场所中饲养，场所需实行严格的卫生标准，避免任何传染病的流行。同时，这些鸡群应由获得专业资格的饲养员进行照料，每一只新来的鸡都需要被抽血检查，确保不携带任何病菌，此后每月也要对鸡群进行至少 5% 比例的血液抽检。另外，灭活

鸡胚流感疫苗

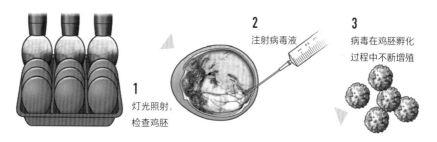

2 注射病毒液

3 病毒在鸡胚孵化过程中不断增殖

1 灯光照射，检查鸡胚

流感疫苗在生产过程中，还将通过化学药剂对病毒液进行灭活，这将是一场彻底的、完全的杀灭，无论是流感病毒或是鸡胚中的任何致病微生物都将在这一步被杜绝感染人体的可能性。

　　9～10日龄的受精鸡蛋经检查、消毒后，就有资格被一一接种流感病毒，并被放入恒温的孵化箱中。在孵化箱中，适宜的温度和充足的营养就像是流感病毒的天堂，使得它在鸡胚中大肆繁殖。二三日后，削去部分蛋壳，精准地刺入探头，就可以在鸡胚的尿囊腔中吸取含有大量流感病毒的液体（尿囊腔中的尿液是一个相对纯净的液体，几乎不含污染物）。为了制作灭活流感疫苗，还要加入甲醛溶液进行灭活处理，不过不用担心，这些微量的甲醛将在接下来的"纯化"工序中去除：将病毒液置于离心机中进行高速离心，就会得到一些沉淀和清液，清液中包含了可溶性污染物及甲醛等杂质，而沉淀物中则包含了高浓度的病毒。去除上层清液并稀释沉淀后，疫苗就大致制作完成了（可参阅本页及下页示意图）。

　　这样的一款疫苗被称为"流感全病毒灭活疫苗"，可以理解为疫苗中包含了流感病毒的"全尸"，19世纪美国陆军研发的正是这种疫苗。不过，病毒全尸中有我们需要的东西——刺激机体产生免疫反应的病毒抗原成分，但同时也有我们所不需要却引起了较多不良反应的成分。因此，随着工艺

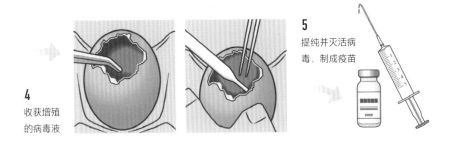

4
收获增殖
的病毒液

5
提纯并灭活病
毒，制成疫苗

的进步，目前大多数国家应用的流感疫苗均为"流感病毒裂解疫苗"，即在上述生产工序的基础上增加一道"裂解工序"，使用乙醚、TritoX 100 等裂解剂将病毒颗粒溶解，仅保留有效成分 HA、NA 及部分病毒蛋白，这样一支效果好、不良反应较少的流感疫苗就做好了。

漂移的病毒密码

自 1945 年起，由美国陆军投资研发的流感疫苗获批投入常规人群的接种，效果似乎很不错。一切事情似乎都在向好的方向发展，人们期盼着流感会像天花、脊灰一样逐渐从人类社会中淡去甚至消灭，然而这一次，事情没有那么简单：在 1947 年流感季节的疫苗接种中，美国科学家意外地发现，疫苗失效了！

原来，最初科学家们只是发现了一种流感病毒，却不想这仅仅是管中窥豹，随着研究技术的精进，流感病毒大家族显露出令人震惊的庞大与复杂。

最初发现的病毒被命名为甲型流感病毒，而之后的 1940 年乙型流感病毒被发现，丙型流感病毒则直到 1949 年才被发现。这三种流感病毒的不同点在于核蛋白（NP）和基质蛋白（MP）的结构差异，其中甲型流感病毒（简称甲流病毒）正是致病性最高的，是数次流感大流行的罪魁祸首。

如前文所叙，甲流病毒的包膜表面覆盖着 2 种重要的突刺——名为血凝素（HA）和神经氨酸酶（NA）的糖蛋白，我们可以把它们想象成人类的鼻子和眼睛，既有一定的功能（帮助吸附和入侵人体细胞）也赋予了每一个毒株独特的样貌，这使得 HA 和 NA 成为人体识别流感病毒的"密码"（抗原），接种疫苗就像是将这一密码提前告诉人体，并让人体训练好针对性的"士兵"（抗体）以备下次入侵时即刻抵御。

然而这个"密码"真可谓十分先进，居然是动态可变的。甲流病毒的血凝素和神经氨酸酶时常改头换面，试图让"密码"失效。一些小型的点位突变被称为"抗原漂移"，正是这种漂移使得 1947 年的流感疫苗惨遭失败。为了应对流感病毒这一狡猾的举动，世界卫生组织在 1948 年启动了全球流感监测网络，每年从全球各国的流感监测中心获取最新的流感病毒毒株流行情况，基于此分析预测下一年可能流行的病毒类型并提前 6 个月公布结论，全球各国的流感疫苗生产厂商就可以依照这一指示生产新的流感疫苗。

流感病毒并不满足于小小的抗原漂移，抗原转变才是它的"杀手锏"，这种变异往往是源自人流感病毒与禽类或猪源流感病毒的基因重组，此时的 HA 和 NA 蛋白就像扑克牌一样被打乱后洗牌摸牌——彻底重组。历史上一些曾掀起惊涛骇浪的流感大流行大多是由这样经重组后重获新生的甲流病毒所造成的，比如：1918 年大流感的元凶是甲型 H1N1 流感病毒，1957 年"亚洲流感"是甲型 H2N2 流感病毒，1968 年"香港流感"是甲型 H3N2 流感病毒。流感病毒变异堪称"质变"，对于这样的变异，世界卫生组织无法进行未卜先知的预测，而人们也普遍对新病毒没有任何抵抗力，因此往往会引起全球性的大流行，令各国防不胜防。

猪与流感：再战 H1N1

要说到最近的一次甲型流感大流行，那便是2009 年甲型 H1N1 大流行，或者换个更令人熟悉的名称"猪流感"，这是由一头猪再度卷起的流感风暴，而似乎已经非常成熟的流感疫苗产业也在这一风暴中遭遇了新的挑战。

2009 年 4 月 15 日，美国加利福尼亚州的 2 名男童先后被检测出感染"一种新型的甲型 H1N1 流感病毒"，2 个男孩彼此相隔 200 千米却感染了同一种新型流感病毒，这引起了美国疾病预防控制中心的注意，他们立即向世界卫生组织报告了这一病例。至 4 月 24 日，已有数百例病例在美国和墨西哥被报告，而此后 2 个月的时间里，世界卫生组织的"流感预警"从 2 级一路上调至最高级别 6 级——甲流病毒再次在全球引起了大流行。为了抵御这场灾难，世界卫生组织积极召集各国专家开会商讨，终于在 5 月底，各国的疫苗生产厂商们收到了研制甲型 H1N1 疫苗所需的病毒毒株，一场疫苗竞赛开始了。

首先交上答卷的是中国科兴生物公司，他们所研制的含 15 μg 血凝素的甲型 H1N1 流感灭活疫苗被证实有着良好的免疫效果。然而尽管在疫苗研发竞赛中抢占先机，当时中国流感疫苗的总产能却并不乐观，据估计至2009年年底至多只能生产6 000万支，这对于一个有13.3亿人口的大国而言似乎杯水车薪。为了将有限的疫苗用在刀刃上，2009年9月中旬起，我国开展了重点人群接种计划，并且至2009年底时已完成了4 991万人次的接种。与我国的情况类似，其他国家也纷纷于2009年的秋冬季开始对高风险人群开展新型流感疫苗的接种，而甲流病毒的感染率也从2010年1月起开始下降，最终于2010年5月归于平静。

从2009年5月中旬世界卫生组织商讨H1N1甲流疫苗免疫策略，到9月中旬我国开展大规模的疫苗接种，这次的疫苗研发战仅用了短短4个月时间，相较于1918年的H1N1大流行，真可谓是打了一场漂亮的翻身仗！

甲流病毒已经一次次向人类证明了——我还会改头换面再来的！那么，我们是否做好了应对下一次流感大流行的准备？

鸡胚流感疫苗的技术沿用至今已有70余年，可以称之"成熟、可靠"的技术，也可以称之"过时、原始"的技术，因为其缺陷是显而易见的：鸡蛋的获取并不容易，甲流病毒可以在短时间内席卷全球，然而母鸡却不能在短时间内下足够的蛋。

正是因为鸡蛋的生产速度限制，每年季节性流感疫苗提前6个月进行毒株预测，预留6个月的时间让母鸡拼命地下蛋才堪堪能够满足当年的疫苗需求量。然而在有些年份，在预测结束至疫苗上市的6个月间，流感病毒的流行毒株又已经产生了一些抗原漂移，此时鸡蛋们却已无能为力。

面对尚可预测的季节性流感尚且如此，那么当再次面对一种新型的甲流大流行呢？ 2009甲流大流行期间，疫苗供应量的稀缺导致决策者们不得不缩小接种覆盖面。而只要我们依旧使用鸡蛋生产流感疫苗，这样的尴尬情景也仍然会再现。

好在摆脱鸡蛋、基于细胞培养的流感病毒疫苗已问世多年，而一些新技术疫苗——诸如 DNA 疫苗、RNA 疫苗、重组疫苗、载体疫苗等似乎也并不遥远。这些新技术可以带来更快的生产速度，让我们更迅速地应对甲流的大流行。

或者，更大胆一点！

与其绞尽脑汁地预测下一个流行亚型，与其在新的流感病毒大流行开始后拼命提高疫苗的生产速度，追赶它残杀人类的脚步，不如从源头上扼杀它的暴发——研发一种能够预防所有流感病毒亚型的通用流感疫苗。对于结构复杂的流感病毒，当前的流感疫苗有一个共同的目标靶，即针对 HA 糖蛋白头部产生免疫反应，而 HA 蛋白的变异性使得疫苗生产厂商们疲于更换目标靶子。但若是换一个思路，比如在病毒上找一个不易变异的靶子，问题是否就迎刃而解了？一些科学家把目光聚焦在了核蛋白（NP）和基质蛋白（MP）上，这两个蛋白相对保守稳定，且同样具有抗原性（能够激发机体的免疫反应），或许是一个不错的选择。当然，想要研发出这样一个革命性的流感疫苗并不是一件容易的事，兴许需要病毒学、结构生物学、免疫学、生物信息学乃至疫苗学的多学科融合研究，兴许还需要一点灵感和运气，这就是未来的疫苗故事了。

"铁肺"中的孩子们

1936 年，25 岁的弗雷德·斯奈特随父母前往北平旅游，然而刚到北平他就感到发热、头晕、胃部不适。第二天早晨不适感加剧了：他的右臂虚弱到抬不起来，弗雷德随即赶往医院就诊，然而病情进展太快，到达协和医院时，他快要因呼吸肌麻痹而无法呼吸了，医生们一看就知道不妙：是小儿麻痹症！很快，他被送进了一个叫"铁肺"的"大家伙"中。

那是一个由哈佛公共卫生学院的医学工程师菲利普·德林克发明的治疗装置，这个庞大且重达 500 千克的铁筒可以模拟人体的呼吸频率，像拉风箱一样向内鼓气、放气，迫使胸腔收缩和扩张，从而维持患者的呼吸。这个大家伙给了脊灰患者生存的希望，然而他们终身也将被禁锢于这冰冷的铁器中。"那种感觉就像是一辈子那么漫长，因为你完全没有办法自主呼吸。你就躺在那，你能感觉到自己的心脏在跳动。"最后的"铁肺人"玛莎·利拉德说道，她在 5 岁的时候罹患了脊髓灰质炎，从此居住于"铁肺"中。

在 20 世纪上半叶脊灰病毒大流行期间，这样的故事比比皆是，甚至连美国总统富兰克林·罗斯福也不能幸免——与脊灰病毒的狭路相逢使得他坐上了轮椅。美国的疫情在 1952 年达到了顶峰，21 000 多例麻痹病例使得恐慌开始在全国蔓延，在疫情最严重时，所有人都开始深居简出，人们不再看电影、参加会议或是聚餐，而是选择提心吊胆地盯着自己的孩子，避免他们接触饮水机、游泳池和海滩等事物。

这个旧称"小儿麻痹症"、如今被命名为"脊髓灰质炎"的疾病是什么来头？其实，脊灰并不是一种新的疾病，早在史前时期，它就已经出现在了埃及的绘画品中，画中拄着拐杖的年轻人那细弱无力的右腿正是脊灰病毒留下的痕迹。

几千年来，脊灰病毒用它独特的智慧维持繁衍——那就是不轻易杀死人类。绝大部分人感染脊灰病毒后不会出现明显的临床症状或者仅出现一些流感样的症状，200 个感染者仅有 1 人出现永久性的肌肉麻痹——有时是一条腿，有时是决定生死的呼吸相关肌肉。至于谁是这个倒霉孩子？那就要看运气了。显然，无论概率再低，谁也不想和恶魔玩这场抽签游戏。这种带着不确定性的、突然降临到一个孩子身上的灾难或许更令人惊恐和崩溃。

殊途同归的脊灰疫苗

虽然"铁肺"可以帮助脊灰患者得以生存，但他们的生活质量显然不尽人意。正所谓"上医治未病，中医治已病，下医治大病"，科学家们都很清楚，研发疫苗才是彻底的防治手段。

幸而，在20世纪50年代的美国，没有任何一种疾病能够像脊髓灰质炎一样得到如此巨大的关注，外加美国小儿麻痹症基金会等慈善组织的推动，科学家们狂热地投入到脊灰疫苗的研发中。乔纳斯·索尔克（他就是为美国陆军研发流感灭活疫苗的那位博士）在结束六年的流感灭活疫苗研发工作后，获得了许多灭活疫苗研制技术的经验，因而他又对研发脊灰灭活疫苗产生了浓厚的兴趣，而美国小儿麻痹症基金会也很快注意到了他的工作，邀请他加入基金会的疫苗研究计划中，索尔克欣然应允。

而几乎在同一时期，儿科教授阿尔伯特·萨宾试图研发一种脊髓灰质炎活病毒疫苗。就像当时的许多科学家一样，萨宾认为只有活的病毒才能使机体产生足够、长久的免疫力。对于索尔克的灭活疫苗理论，他公开表示反对，并嘲笑索尔克是"厨房化学家"，至此，两人间的暗暗较量开始并从未停止。

索尔克的疫苗研发工作进行得相当顺利。由于脊灰病毒尤其喜爱在猴子肾脏中繁殖，索尔克将猴子肾脏取出，切成细片置于培养皿中，再将收集到的脊灰病毒注入其中，2~3 天后就能够得到大量的病毒颗粒了。接下来，就如同流感疫苗一般，使用甲醛溶液对病毒液进行灭活处理，并进行相应的纯化。1951 年，这样的一款早期脊灰灭活疫苗就制作完成了，这种疫苗也被称为索尔克疫苗。

1954 年，在美国小儿麻痹症基金会的支持下，索尔克疫苗在美国开展了史无前例的大规模临床试验，似乎整个社会都因这件振奋人心的事而动员起来了！礼来、惠氏等数家著名的医药公司开始同时生产这种疫苗以供试验使用，而医生、护士、学校老师、家长志愿者们则各司其职，参与到这项大型试验中。最终，有 180 万名 6~9 岁的儿童参与了这项试验，他们被称为"脊髓灰质炎先锋"（Polio Pioneer）。

这场试验证明索尔克疫苗安全有效，1955 年起，索尔克疫苗就在美国正式投入使用了。

而另一边，萨宾还在默默研究自己的脊灰疫苗。为了能赢下这场疫苗比赛，萨宾做了不少努力，他和同事辛辛那提对 400 英里（约 643.7 千米）内每一个死于脊灰的人都进行了尸检。通过尸检，萨宾发现脊灰病毒是首先侵袭了肠道，然后才进一步影响到中枢神经系统。既然如此，何不让减毒疫苗也模拟这一自然感染过程，经口而入、像真正的病毒一样在肠道中激发免疫反应？他还认为口服疫苗比注射疫苗便于管理，因此他坚定地走上了口服脊灰减毒疫苗的研发道路。

经过在动物和组织培养液中的无数次尝试，萨宾终于找到了三株独特的突变株——它们低微的毒性既可以激发机体的免疫反应也不会导致麻痹等严重症状。研发减毒疫苗最难的一关就是找到合适的毒株，萨宾之后的研发工作很顺利，终于如愿地制作出了世界第一款口服脊灰减毒疫苗。然而此时已经投入使用的索尔克疫苗却成了拦路虎，美国政府觉得灭活脊灰疫苗很不错，没必要再进行新的尝试（临床试验）了。无法进行临床试验就意味着疫苗永远不能被证明和使用，萨宾自然不能接受这个结果，几经波折，他与苏联政府达成了合作协议，在1959年完成了由1000万名苏联儿童参与的临床试验。

而此时，索尔克疫苗却遭遇一场前所未有的危机——默克公司生产的灭活脊灰疫苗被检测出含有少量的SV40病毒，这使得众人对于索尔克疫苗的信任感急转而下。于是在1961年，索尔克疫苗被挤出美国市场，在苏联大获成功的萨宾疫苗则重归故里、取而代之。不过，如今灭活脊灰疫苗经过数次技术革新，早已涅槃重生，正与减毒脊灰疫苗一同为消除脊髓灰质炎而努力。

值得一提的是，尽管索尔克与萨宾在科学研究方面总是意见相左，然而对于疫苗的专利权他们却不约而同地选择了放弃，这一举动相当于他们将自己的研究成果不计得失地送与全人类共享，这种无私奉献的科学精神值得被每一个人尊敬和铭记！

临床试验的大门

正如历史记下的，在1954年的索尔克疫苗试验中，有约180万名儿童参与了这项试验。不过事实上，其中真正接受疫苗注射的儿童仅有65万，另有75万名儿童接种了安慰剂（一种看上去像疫苗，但不含病毒的溶液，比如生理盐水），剩下的43万名儿童作为空白对照（即没有注射任何东西）。研究者为什么要这么做呢？事实上，这个研究中采用了"对照"和"盲法"2种试验方法，目的是获得更科学、更准确的试验数据。

何为对照呢？假如在 65 万接种试验疫苗的儿童中，有 200 名在接种疫苗后依旧罹患了脊髓灰质炎，这是否说明脊灰疫苗没有效果呢？答案是并不一定，因为尽管许多疫苗无法做到 100% 的保护率，但是也有可能是疫苗本身保护效果不佳导致接种儿童患病。那么，如何比对疫苗效果呢？采用比对法会发现，如果对 43 万空白对照组的儿童进行同样的观察，发现其中的数千人感染了脊灰病毒，那就说明接种疫苗是有一定保护效果的。

所以，在临床试验中，往往会设立试验组和对照组，试验组的受试者接种试验疫苗，对照组的试验对象不接种试验疫苗，这样我们就通过比较两组受试者的发病情况或是检测相应的抗体来确定疫苗的效果了。

那"盲法"又是什么呢？一些历史的临床试验经验表明，试验药物或是疫苗会对研究者和受试者的心理造成一定的影响：研究者总会下意识地希望得到积极的研究结果，而受试者若是确信自己接种的是真实疫苗，则可能因为精神紧张而报告更多的不良反应。为了消除这种主观偏好对试验结果的影响，法国生理学家克劳狄·伯纳德提出了一个妙招——蒙住他们的双眼！

具体到疫苗临床试验上，就是制作足以与试验疫苗以假乱真的"假疫苗"（安慰剂），让受试者和研究者"蒙在鼓里"，分不清究竟有没有注射试验疫苗，直到试验完全结束后再进行"揭盲"。

可见，疫苗究竟好不好，"说了算"的，只有科学严谨的实验数据。在设计疫苗临床试验的过程中，设计者们还要通过上述的几种方法来尽量规避"个体"（无论是研究者还是受试者）对于试验数据准确性的影响。而在疫苗上市后，还需要严格按照临床试验中的年龄和人群范围开展接种，因为只有这一年龄段或范围内的人群经过了疫苗临床试验中安全性和有效性的验证。

此外，在不断进行经验总结和改进后，除"对照"和"盲法"原则外，如今的临床试验中往往需要遵循"随机""多中心"等原则，以及最重要的伦理道德规范。1964年，《赫尔辛基宣言》在芬兰举行的第18届世界医学协会联合大会上诞生，经过数次修订后，它对受试者的权益保护已相当全面，比如：唯有受试者知情同意后才能参与试验；只有当研究人群能从该研究中收益，研究才可进行，等等。而每一个临床试验均需要通过伦理学审核，才有资格开展研究工作。

如今的疫苗临床试验，一般需要从两个角度对疫苗进行研究——安全性和有效性（通常指免疫原性），即接种该疫苗后是否会对人体产生不良反应？是否能够保护人体免受该疾病的侵害？为了搞明白这些问题，通常疫苗的研发企业需要进行四期临床试验，这四期临床试验的受试者人数将由小规模至大范围递增。Ⅰ、Ⅱ期试验重点为确认疫苗的安全性和免疫原性，而Ⅲ期临床试验则是疫苗上市前最后的关卡，这个时期需要进行较大人群的试验，对疫苗的效力和安全性给出充分的依据。而疫苗上市后，对于安全性的监测依旧不可松懈，通过在实际疫苗接种中不良反应事件的上报和汇总分析等进行Ⅳ期临床试验，及时对疫苗安全性进行把关。

到这里，事实已经毋庸置疑——能通过层层考验、走向千家万户的疫苗，只能是"出类拔萃"的好苗，现代临床试验给疫苗的安全性和有效性带来了真正有效的保证。

回到那个索尔克疫苗刚通过临床试验的年代，疫苗的成功让人们第一次满怀憧憬：也许就在不远的将来，再也没有孩子会抽中这张"恶魔标签"，"小儿麻痹症"这个病名也会逐渐成为遥远的记忆。

而不只是脊灰，人们还渴望着越来越多的疾病能被这小小的针筒和药瓶击退——试着畅想一下那个美好的世界，"铁肺"、萎缩的细腿和曾经的苦难，都将成为课本上的一页课文、几张插图，成为一段再也无法害人的传说。

因此，在与疾病鏖战的道路上，新的、更高效的疫苗会不断出现，我们永远不应放弃希望！

（编者：朱祺　沈静雯　审稿：夏雯）

参考文献

[1] Jean-Franois Saluzzo．疫苗的史诗：从天花之猖到疫苗之殇 [M]．宋碧珺，译．北京：中国社会科学出版社，2019.

[2] David M. Oshinsky．他们应当行走：美国往事之小儿麻痹症 [M]．阳曦，译．北京：清华大学出版社，2015.

[3] 刁连东，孙晓冬．实用疫苗学 [M]．上海：上海科学技术出版社，2015.

[4] 王新宇．脊髓灰质炎：一个世纪的斗争 [EB/OL]．https://mp.weixin.qq.com/s/N-KRWgUpBo_eyzSKpQZQHA.

[5] The Science History Institute. Jonas Salk and Albert Bruce Sabin [EB/OL]．https://www.sciencehistory.org/historical-profile/jonas-salk-and-albert-bruce-sabin.

[6] The Global Polio Eradication Initiative. Who are we [EB/OL]．https://polioeradication.org/.

[7] The History of Vaccines. 1954 Polio Pioneer [EB/OL]．https://www.historyofvaccines.org/content/blog/1954-polio-pioneer.

[8] National Museum of American history. What ever happened to polio? The virus and Vaccine? [EB/OL]．https://amhistory.si.edu/polio/virusvaccine/clinical.htm.

[9] CDC. Influenza Historic Timeline [EB/OL]．https://www.cdc.gov/flu/pandemic-resources/pandemic-timeline-1930-and-beyond.htm.

[10] CDC. 2009 H1N1 Pandemic (H1N1 pdmoqvirus) [EB/OL]．https://www.cdc.gov/flu/pandemic-resources/2009-h1n1-pandemic.html.

[11] CDC. The 2009 H1N1 Pandemic: Summary Hilights, April 2009-April 2010 [EB/OL]https://www.cdc.gov/h1n1flu/cdcresponse.htm#a_2009_H1N1_Vaccination.

[12] CDC. Influenza [EB/OL]．https://www.cdc.gov/vaccines/pubs/pinkbook/flu.html.

[13] WHO. Influenza [EB/OL]．https://www.who.int/influenza/en/The evolving history of influenza viruses and influenza vaccines.

[14] CDC.The Deadliest Flu: The Complete Story of the Discovery and Reconstruction of the 1918 Pandemic Virus[EB/OL]. https://www.cdc.gov/flu/pandemic-resources/reconstruction-1918-virus.html#references.

[15] Kilbourne ED, Smith C, Brett I, Pokorny BA, Johansson B, Cox N. The total influenza vaccine failure of 1947 revisited: major intrasubtypic antigenic change can explain failure of vaccine in a post-World War II epidemic[J]. *Proc Natl Acad Sci U S A*, 2002; 99(16): 10748-10752.

[16] Paules CI, Fauci AS. Influenza Vaccines: Good, but We Can Do Better[J]. *J Infect Dis*, 2019; 219(Suppl 1): S1-S4.

[17] 陈铮. 流感疫苗与病毒旷日持久的征战——探秘流感病毒与流感疫苗 [J]. 首都医药, 2007, 14 (04S): 45.

[18] 卫生部. 卫生部发布 2009 年 12 月全国甲型流感防控工作情况（卫通〔2010〕1 号）[EB/OL]. 2010-01-02. http://www.gov.cn/gzdt/2010-01/04/content_1502533.htm.

[19] 卫生部. 卫生部关于印发《2009 年秋冬季甲型 H1N1 流感疫苗预防接种指导意见》的通知（卫疾控发〔2009〕87 号）[EB/OL]. 2009-09-15. http://www.gov.cn/zwgk/2009-09/23/content_1424257.htm.

[20] 关雪菁. 迅速诞生的甲流疫苗安全吗 [J]. 中国企业家, 2009, 21: 50-52.

[21] Hannoun C. The evolving history of influenza viruses and influenza vaccines[J]. *Expert Rev Vaccines*, 2013; 12(9): 1085-1094.

[22] Byard RW. Diphtheria – 'The strangling angel' of children[J]. *J Forensic Leg Med*, 2013; 20(2): 65-68.

[23] WHO. Diphtheria vaccine: WHO position paper, August 2017 – Recommendations[J]. *Vaccine*, 2018; 36(2): 199-201.

[24] Kuchar E, Karlikowska-Skwarnik M, Han S, Nitsch-Osuch A. Pertussis: History of the Disease and Current Prevention Failure[J]. *Adv Exp Med Biol*, 2016; 934: 77-82.

[25] Mortimer PP. The diphtheria vaccine debacle of 1940 that ushered in comprehensive childhood immunization in the United Kingdom [J]. *Epidemiology and Infection*, 2011; 139(4): 487-493.

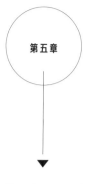

第五章

功勋之路

对人类健康而言，疫苗居功至伟，功勋卓著！在研制疫苗同各种传染性疾病作斗争的过程中，出现了许多可歌可泣的人物和事件，让我们一起来看看吧！

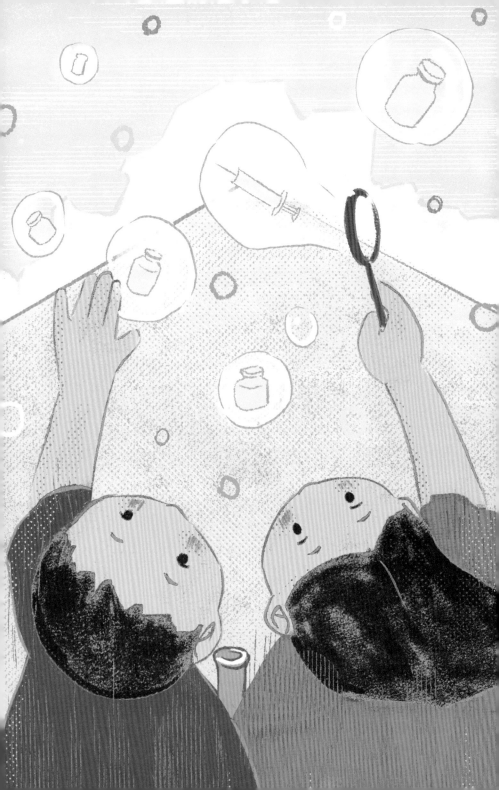

疫苗改变世界

一百多年来，导致传染病的各种病原体被逐步认识，人类对传染病的控制措施逐步形成"控制传染源""切断传播途径"和"保护易感人群"这三个部分。而迄今为止，接种疫苗是保护易感人群、预防和控制传染病的最经济、最有效手段。

20年来，疫苗研发方面取得了很大的进展和丰硕的成果。全球已有20多种疾病可用疫苗预防。疫苗的使用使得人类得以在全球范围内消灭了传染性极强的天花，控制了白喉、百日咳、脊髓灰质炎、麻疹等传染病，同时也显著降低了多种传染病的发病率和死亡率。

除传染病以外，对于一些已经证明与微生物感染有密切关系的恶性肿瘤，如HPV感染导致宫颈癌、幽门螺杆菌感染导致胃癌、肝炎病毒感染导致肝癌等，也已经能够或在将来可以通过接种疫苗来预防。

例如，国际乳头瘤病毒学会（IPVS）认为，随着HPV疫苗的应用，宫颈癌有望在40年内被消除，不再成为公共健康威胁。在澳大利亚，自2007年开始的"校园免费HPV疫苗计划"已经让该国女性HPV病毒感染率已从10年前的20%下降到如今的1%。澳大利亚很有可能成为全世界首个消除宫颈癌的国家。

在1988年荷兰爱思唯尔出版集团（Elsevier）出版的《疫苗学》（*VACCINES*，第1版）中，著名疫苗学家、作者斯坦利·普洛特金和泰德·莫蒂默就明确表示：

除了安全的饮用水外，再没有其他任何一种方式可以像疫苗一样，在保持人口增长和降低死亡率方面起到如此重要的作用。

世界卫生组织在 2009 年出版的《全球疫苗和免疫现状》中重申了这句话。

美国疾病预防控制中心认为，接种疫苗是 20 世纪最伟大的十项公共卫生成就之一。

一句话，疫苗已经并将必然继续挽救无数人的生命！

最后一个天花患者

如果要问这样一个问题：疫苗有什么作用？

可能不少人的回答都是：疫苗可预防疾病。

这个回答最容易想到，也确实没错。但是，在人类历史的长河里，在人类与疾病斗争的征程中，这个答案恐怕还不太够。

阿里·马奥·马阿林，或许对大多数人来说，这只是一个毫不起眼的陌生名字，但疫苗的作用，让这个名字载入史册。他是一位天花患者，1977 年 10 月 26 日，他离开了索马里梅尔卡医院。虽然只是一次简单的治疗完毕后的出院，但意义十分重大——他是全世界报告的最后一例天花病例。

从 1956 年起，全球大规模接种使用天花疫苗。

1966 年，世界卫生组织发起全球消灭天花的运动。但这场运动，从正式宣战到最终胜利的整个过程，并不是一帆风顺的。

最初，流行病学家们认为，只要全球天花疫苗的接种率达到 80% 以上，天花就可以得到有效控制并逐步消除。但是，没想到这个千百年来"流行广、发病率高、病死率高"的"大恶魔"并没有轻易投降。在接种覆盖率已达到标准的地区，天花死灰复燃了——原因在于新迁入的人口之前没有接种过疫苗，病毒又趁机溜了回来。

疫苗打了，而且接种率还超过了 80%，却依然没能彻底消灭天花，怎么办呢？愁眉不展之际，在非洲发生的一件事情让世界卫生组织消灭天花行动小组获得了灵感。

1966 年 12 月，负责尼日利亚天花消灭行动的威廉·福吉博士获知当地出现了散发的天花病例。当地有约 10 万人口，但他手上仅有数千支疫苗，怎么办？给谁打？在等待疫苗补给的同时，他决定暂时只在有报告病例的村子中接种疫苗，并隔离患者，待疫苗充足后再进行地区性大规模接种。谁也没有想到的是，在这次小范围接种后，就没有必要再进行大规模接种了，因为疫情很快就平息了：在对约 15% 的人群进行精准接种并隔离患者后，病毒竟然销声匿迹了。

于是，用疫苗抗击天花的新策略——"精准接种，精准防控"就这样诞生了。它首先被应用于西非，成果卓著：那里本来疫情严重，但运用该策略后，天花病毒在几个月后就被消除了。这一方法后来被推广到全世界。

世界卫生组织消灭天花委员会曾明确建议，自报告的最后一例天花病例发病起，经过两年时间的积极监测，如果再未发生新的天花病例，即可认为天花已经消灭。1980 年 5 月 8 日，世界卫生组织宣布，天花在地球上被彻底消灭，这是人类历史上第一个，也是迄今为止唯一的一个被彻底消灭的疾病。

**消灭
脊灰行动**

天花之所以能被根除，客观原因是天花病毒的自然宿主只有人——即天花只在人体中才能生存，人体一旦产生免疫力之后，病毒就无法继续繁殖。与之类似的病毒还有脊髓灰质炎病毒和麻疹病毒，因此，这两种病毒也具备了被"消灭"的客观条件。

1988 年，世界卫生组织在第 41 届世界卫生大会上发起了"全球根除小儿麻痹疾病计划"（Global Polio Eradication Initiative），正式对脊灰宣战。而使用的武器，依然是疫苗。

截至今天，脊髓灰质炎疫苗有两种。一种为注射的灭活疫苗（IPV），一种为口服的减毒活疫苗（OPV）。世界卫生组织为消除脊灰而采用的疫苗是 OPV。它的优点在于可以轻易地进行大量制备，而且价格低廉、接种方法简单。疫苗中的减活病毒会在消化道内大量繁殖，从而在人体内引发很强的免疫保护。因此，已经打过疫苗的人不慎接触了野生的脊灰病毒，其体内的免疫力就能限制甚至抑制病毒的繁殖，从而阻断传播，最终消灭疾病。

全球消灭脊灰的策略，主要有以下"四部曲"：

——1 岁以下的幼儿：常规接种脊灰疫苗（常规免疫）；

——儿童预防接种宣传日：人人参与，所有 5 岁以下儿童都接种脊灰疫苗（群众运动）；

——在偏远和交通不便地区，进行"挨家挨户"的疫苗补种行动（扫荡式接种）；

——对急性弛缓性麻痹病例进行跟踪监测，定位脊灰病毒的"藏身之处"（监测）。

在全球，有10亿儿童接种了共数十亿剂的脊灰疫苗后，取得的成果是显著的。

——1994年，世界卫生组织消灭脊灰美洲区域认证委员会证实，本区域已无脊灰野毒株（指在一定温湿度条件下，自然界生长繁殖的脊髓灰质炎病毒，可以传染给人类及在人类中传染）的流行；

——2000年，西太平洋区（含中国）实现无野生脊灰；

——2002年，欧洲区实现无野生脊灰；

——2014年，东南亚区实现无野生脊灰；

——2020年8月25日，非洲区实现无野生脊灰。

至此，覆盖了世界人口90%以上的地区已不再有野生脊灰病毒的流行，这让全世界更加接近实现消灭脊灰的目标。目前，只剩下巴基斯坦和阿富汗这两个国家存在野生脊灰病毒株传播。

不过，虽然全球消灭脊灰行动取得了阶段性成果，但这"最后一步"，却始终没有迈完。疫苗衍生株和循环株的传播依然存在，而免疫空白人群、免疫缺陷人群的存在意味着这种病毒株会继续构成威胁。

**我国的
预防接种之路**

近现代以来，我国疫苗从无到有，从借鉴到创新，经历了曲折、漫长而前景光明的发展历程。自1919年开始研究、生产和使用疫苗及抗血清等预防制品以来，至今已有百年的历史。不过，受多方面因素的局限，直到中华人民共和国成立后，我国的预防接种工作才得到了迅速的普及和长足的发展。

1949 年中华人民共和国成立后至 1952 年，是国民经济恢复和初步发展的时期。1953 年，我国开始了社会主义建设第一个五年计划。1953 年 1 月份召开的政务院（现为国务院）会议上，通过了卫生部《关于加强卫生防疫工作的建议》，决定：

——将包含疫苗在内的生物制品作为由国家供应的一类特殊非商品化的药品，由政府统筹全国的生物制品制造、研究、供应；

——对全国的生物制品机构进行统一规划和全面调整，逐步形成布局合理的全国生物制品生产供应体系；

——在全国范围内建立省、市、县各级卫生防疫站（即目前各级疾病预防控制中心的前身）。

这些政策的颁布和施行，为之后预防接种工作的稳步发展打下了坚实的基础。

俗话说得好："兵马未动，粮草先行。"而预防接种工作中的"粮草"，毫无疑问，就是疫苗。新中国成立后，国家调整了包含疫苗在内的生物制品的研发、生产及检定机构。

原"卫生署中央防疫处"改为"卫生部生物制品研究所"，后改设"卫生部北京生物制品研究所"，又先后成立上海生物制品研究所、成都生物制品研究所、兰州生物制品研究所、长春生物制品研究所、武汉生物制品研究所和昆明中国医学科学院生物制品研究所六大生物制品研究所，标志着新中国在疫苗等生物制品的研发和生产上有了"国家队"、主力军。近年来，中国疾病预防控制中心（病毒所和传染病所）、中国科学院（微生物所、生化所）、中国医学科学院（基础所）、军事医学科学院（5 所）、部分高校（复旦大学、厦门大学等），以及民营的生物制品生产企业也参与了疫苗的研发工作，我国疫苗事业得以蓬勃发展。

新成立了"卫生部生物制品检定所"，后改为"中国药品生物制品检定所（院）"，隶属于国家食品药品监督管理局（后调整为国家药品监督管理局），负责药品和生物制品的质量监督检定和批签发。

征途漫漫，百废待兴。当时对于踏上预防接种之路的中华人民共和国来说，仍然面临着巨大的挑战。

用疫苗战瘟神

从1949年10月中华人民共和国成立至1977年，可以认为是我国预防接种的初级阶段。这一阶段的最大成就，就是通过普种牛痘彻底消灭了瘟神——天花。

新中国成立初期，天花依然肆虐不止，全国各地都不同程度地存在天花流行的问题。

据统计，1949年春，山东省天花发病数为8545例，其中藏马县（今青岛市泊里镇）大山区的一个小村庄共有1129人，发病100人，死亡30人，病死率高达30%。河北省天花发病数为9466例，死亡1707人，病死率为18%。1950年，安徽省天花发病数高达11620例，死亡1534人，病死率13.20%。广西壮族自治区天花发病数为7896例，死亡2552人，病死率高达32.32%。

1950年的1~8月，全国共有天花患者4.4万余人，死于天花的人数为 7 765 人，病死率 17.56%。在广大农村地区，由于医疗资源严重匮乏，民众缺乏种痘意识，一些省份的疫情相当严重。

千万不要小瞧了这些数字。这样的发病率，再加上这样的病死率，在当时的中国，天花堪称"死神降临"。要知道，载入史册的 1918 年大流感，病死率大约为 2%。而 2019 年以来的、已感染了全球一亿多人的新型冠状病毒肺炎疫情，截至目前的病死率为 2% ~ 3%（不同国家病死率有差异）。由此可见，千百年来"流行广、发病高、病死高"的天花，可谓是不折不扣的大恶魔!

天花的广泛流行已严重威胁到人民的生命与健康，若任其肆虐，必将影响新中国各项事业的建设和发展。

1950 年 2 月，中央人民政府卫生部、中央军委卫生部联合发布《关于开展军民春季防疫工作给各级人民政府及部队的指示》，提出要通过普种牛痘来控制天花。

1950 年 4 月，卫生部公布《一九五〇年工作计划大纲》，将大量生产疫苗、普遍种痘作为全国卫生工作计划的重点。

1950 年 8 月，第一届全国卫生会议指出："……对于危害最大但在实行预防上非常简单的疾病——譬如天花……我们应该马上着手，组织普遍的预防，定期地予以全部或大部消灭。"

1950 年 10 月，政务院发布《关于发动秋季种痘运动的指示》，要求各地积极开展秋季种痘运动。同月，卫生部颁布《种痘暂行办法》，规定"凡中华人民共和国境内的居民，不分国籍，均须种痘"，接种程序为婴儿在 6 月龄时接种第 1 剂，在 6 岁、12 岁和 18 岁时复种 1 剂。

这可以说是新中国成立后第一次全国范围内的"强化免疫"。至此，一场通过预防接种来消灭一种疾病的伟大战役正式打响。各省、市纷纷行动起来，全国的种痘运动由卫生基础条件好的地区逐渐扩展至缺医少药甚至无医无药的边远地区。预防接种的效果开始初步凸显。

江苏、福建等沿海省份的部分地区由于曾经开展过牛痘接种工作，天花发病人数较少。1950 年，江苏省的天花发病数仅为 729 例，发病率为 2.03/10 万。东北的吉林、辽宁等省，由于历史上出现过严重的鼠疫疫情，卫生意识和防疫基础较好，种痘工作开展较快，天花的发病人数也较少。北京、广州等中心城市的天花预防和控制工作也做得很好。到 1952 年，全国共接种牛痘苗 5 亿多人次，约占全国总人口的 88.9%，并于 1961 年宣布彻底消灭了天花。我国仅用了 11 年的时间，就消灭了困扰人类数千年的天花，比全球提早了将近 20 年，这是新中国取得的伟大公共卫生成就。

"糖丸"的故事

提到"糖丸"，想必能勾起许多中国人的美好回忆：护士阿姨从冰箱中取出一颗冰凉凉的、甜甜的糖果，一口下去满嘴的奶香味。难怪许多小朋友都说："这是最好吃的药了。"

这颗小药丸的故事要从 1957 年的中国说起。当时的中国处于脊灰大流行的恐慌中，中国医学科学院病毒学研究所 31 岁的年轻科学家顾方舟临危受命，开始进行脊髓灰质炎的研究工作。

作为归国的留学生，顾方舟自然听闻了乔纳斯·索尔克和阿尔伯特·萨宾分别研制的两种脊灰疫苗，而那时他也必须面临一个抉择：研发灭活疫苗（索尔克研制）还是减毒疫苗（萨宾研制）？灭活疫苗安全性高但效果较差，成本十分高昂，在当时的国力下完全无法开展大规模的接种；而减毒活疫苗成本低廉，仅为灭活疫苗的百分之一，且能够模拟自然的感染路径，免疫效果很好，但由于疫苗是活的，就存在着导致极个别健康孩子瘫痪的风险（即发生疫苗相关麻痹型脊髓灰质炎 VAPP，后经研究表明其发生概率约为 1/25 万）。最终，他慎重地选择了减毒活疫苗：考虑到疾病的严重性和流行度，相较于小概率的疫苗不良反应，让更多的孩子及时接种疫苗获得保护，从而免受疾病的侵害，才是更优的选择。为此，他愿意承担个人风险，坚定建议和推行减毒活疫苗的免疫策略。

对脊灰病毒的研究工作有一定的危险性，为此顾方舟的团队将他们自己封禁于云南的大山中，潜心研究脊灰疫苗。与大西洋彼岸的索尔克和萨宾相比，顾方舟团队面临的不仅仅是学术上的难题，他们还需要面对缺水断电、简陋的研究设备和三年困难时期导致的饿肚子窘况，甚至连培养细胞都只能放在原始的冰窖中保存。然而就在这样的条件下，他们克服了种种困难，于 1960 年研制出我国第一款脊灰疫苗。

一种新的国产儿童疫苗研究出来了，谁来当第一个"吃螃蟹"的人？顾方舟二话不说亲自试药，一周后又偷偷将疫苗喂给了自己不满 1 岁的孩子，事后他回忆道："即使有点风险，豁出去了！只能这样，不然没法进行试验，谁也不敢吃，你自己不敢吃，能让别人去吃吗？"被他的举动所感染，团队的研究员也默契地给他们自己的孩子们喂下了试验疫苗，国产脊灰疫苗就这样开始了临床试验。而之后在多地进行的大规模临床试验也证实：此疫苗安全有效！

美中不足的是，液体状的脊灰疫苗有些"娇气"——既不易保存也不易得到儿童的喜爱，看来我们的疫苗急需变得更"接地气"一点。此时，民间的小点心"滚元宵"给了顾方舟些许灵感，何不将疫苗做成固体的糖丸呢？如此，"脊灰糖丸"就这样诞生了。

"脊灰糖丸"不仅仅是好吃，运输时仅需一个保温瓶、一些冰块，就能揣着"糖丸"上山下乡，从此脊灰疫苗才真正覆盖中国的每一个角落。而随着脊灰疫苗接种率的提高，小儿麻痹症发病率也逐年降低，由此中国打赢了这场消灭脊灰病毒的战役。

免疫规划的不朽功勋

随着疫苗预防接种工作的推行，越来越多传染病在中国纷纷被列入"黑名单"。

1954 年，卫生部发布《接种卡介苗暂行办法》，其后发布《卡介苗接种工作方案》，成立卡介苗接种推广委员会，在全国推行卡介苗的接种工作，有效遏制结核病的发病和流行。

1963 年，卫生部颁发《预防接种工作实施办法》，规定在重点地区、重点对象和重点季节开展疫苗接种，涉及的疫苗有：牛痘苗、霍乱疫苗、鼠疫疫苗、斑疹伤寒疫苗、伤寒 – 副伤寒联合疫苗、布鲁斯杆菌疫苗、卡介苗、脊灰疫苗、乙脑疫苗、森林脑炎疫苗、钩端螺旋体疫苗、白喉类毒素或百日咳白喉破伤风类毒素混合制剂、破伤风类毒素等。后来，在上述疫苗的基础上，又加入了麻疹疫苗。

从此，各地卫生部门逐步将预防接种工作纳入政府工作规划中，我国的计划免疫和疫苗接种工作进入了快速、规范发展的轨道。

1974 年，世界卫生组织在第 27 届世界卫生大会正式提出，要在全球范围内实施"扩大免疫规划"（Expanded Programme on Immunization，EPI）。内容主要有两个方面：一是扩大预防接种的目标人群，提高疫苗接种率；二是扩大使用疫苗的种类，逐步推广使用安全、有效的新疫苗。简而言之，就是——让更多的人接种更好的疫苗。

我国响应了世界卫生组织的倡议。1978年，卫生部下发《关于加强计划免疫工作的通知》，决定"有计划地实施预防接种工作"，制定了"三步走"的策略：

第一步，要有医生来打疫苗，要有冰箱来放疫苗。那么，就要做好各项基础工作，保障人员和硬件，加强各地预防接种组织体系建设和冷链系统建设。

第二步，开足马力，接种疫苗，确保有足够的儿童接种到疫苗。1985年，我国政府作出"实现普及儿童免疫"的庄严承诺："到1988年以省为单位的儿童计划免疫疫苗接种率达到85%；到1990年以县为单位儿童计划免疫疫苗接种率达到85%。"

第三步，向部分传染病正式"宣战"。就是要在巩固和保持高接种率的基础上，控制和消灭一些传染病：消灭脊灰、消除新生儿破伤风，并加速控制麻疹。

1996年，我国实现了以乡镇为单位、1周岁儿童的四种计划免疫疫苗（卡介苗、百白破疫苗、脊灰疫苗和麻疹疫苗）接种率达到85%的目标。这一时期，我国的计划免疫工作得到了国际社会的高度赞扬，并荣获联合国儿童基金会（UNICEF）颁发的儿童生存银质奖章。2000年，世界卫生组织宣布我国已处于"无脊灰状态"，这意味着此后再也没有孩子会抽中这张"恶魔标签"，"小儿麻痹症"这个病名也将逐渐成为遥远的记忆。

从2001年至今的20年，是我国的"免疫规划时期"。任务是在巩固计划免疫工作成果的基础上，扩大内容，提高质量，保证预防接种工作可持续发展。

仔细来说，"免疫规划"和"计划免疫"这两个词的含义并不完全一样。前者指按照国家或省（市）确定的疫苗品种、免疫程序或接种方案，在人群中有计划地进行预防接种，以预防和控制所针对传染病的发生和流行，其深度和广度更甚于后者（可参见下页示意图）。

几经调整后，目前，我国的国家免疫规划疫苗包括：

——重组乙型肝炎疫苗（乙肝疫苗，HepB）

——卡介苗（BCG）

——脊髓灰质炎灭活疫苗（脊灰灭活疫苗，IPV）

——口服脊髓灰质炎减毒活疫苗（脊灰减毒活疫苗，bOPV）

——无细胞百日咳白喉破伤风联合疫苗（百白破疫苗，DTaP）

——白喉破伤风联合疫苗（白破疫苗，DT）

——麻腮风联合减毒活疫苗（麻腮风疫苗，MMR）

——甲型肝炎减毒活疫苗（甲肝减毒活疫苗，HepA-L）

——乙型脑炎减毒活疫苗（乙脑减毒活疫苗，JE-L）

——A 群脑膜炎球菌多糖疫苗（A 群流脑多糖疫苗，MPSV-A）

——A 群 C 群脑膜炎球菌多糖疫苗（A 群 C 群流脑多糖疫苗，MPSV-AC）

经过 40 多年来不懈努力，目前，疫苗可预防疾病降至历史最低水平，有效地控制了疫病的传播：

2006 年后白喉再无报告病例，最高年份（1960 年）为 15 万余例；

推广新生儿乙肝疫苗接种后，小于 5 岁儿童乙肝表面抗原携带率从 1992 年的 9.67% 降至 2014 年的 0.32%，乙肝表面抗原携带者与 1992 年相

国家免疫规划疫苗儿童免疫程序表（2021 年版）

疾病	疫苗	英文缩写	接种起始年龄														
			出生时	1月	2月	3月	4月	5月	6月	8月	9月	18月	2岁	3岁	4岁	5岁	6岁
乙型病毒性肝炎	乙肝疫苗	HepB	1	2					3								
结核病1	卡介苗	BCG	1														
脊髓灰质炎	脊灰灭活疫苗	IPV			1	2											
	脊灰减毒活疫苗	bOPV					3								4		
百日咳、白喉、破伤风	百白破疫苗	DTaP				1	2	3				4					
	白破疫苗	DT															5
麻疹、风疹、流行性腮腺炎2	麻腮风疫苗	MMR								1		2					
流行性乙型脑炎3	乙脑减毒活疫苗	JE-L								1			2				
	乙脑灭活疫苗	JE-I								1、2			3				4
流行性脑脊髓膜炎	A群流脑多糖疫苗	MPSV-A							1		2						
	A群C群流脑多糖疫苗	MPSV-AC												3			4
甲型病毒性肝炎4	甲肝减毒活疫苗	HepA-L										1					
	甲肝灭活疫苗	HepA-I										1	2				

注：1. 主要指结核性脑膜炎、粟粒性肺结核等。
2. 两剂次麻腮风疫苗免疫程序从 2020 年 6 月开始在全国范围实施。
3. 选择乙脑减毒活疫苗接种时，采用两剂次接种程序；选择乙脑灭活疫苗接种时，采用四剂次接种程序；乙脑灭活疫苗第 1、2 剂间隔 1～10 天。
4. 选择甲肝减毒活疫苗接种时，采用一剂次接种程序；选择甲肝灭活疫苗接种时，采用两剂次接种程序。

比下降了 97%。2014 年 2 月 24 日，世界卫生组织西太平洋区向中国政府颁奖，以表彰我国在防控儿童乙肝方面所取得的突出成就；

2017 年麻疹发病数不到 6 000 例，最高年份（1959 年）超过 900 万例；

2017 年流脑发病数不到 200 例，最高年份（1967 年）曾报告 304 万例；

2017 年乙脑发病数仅 1 000 余例，最高年份（1971 年）报告乙脑近 20 万例；

2017 年百日咳报告病例 1 万例，最高年份（1973 年）为 220 余万例；

2017 年，甲肝报告发病率由 5.98/10 万降至 1.37/10 万，降幅为 77.1%。

国家免疫规划在保障国民健康、增加我国人均期望寿命等方面发挥了重要作用，创造了突出的经济效益和持久的社会效益，为推动全球免疫规划事业发展做出了巨大贡献。

而随着我国改革开放和经济的发展，疫苗生产企业不断增加，目前约有 40 多家疫苗生产企业，每年生产百白破、乙肝等 60 多种疫苗，每年批签发上市疫苗数在 7 亿人份左右。

2011 年，中国的疫苗监管体系正式通过了世界卫生组织的评估，为中国疫苗走向世界打开了大门。我国生产的乙脑减毒活疫苗、流感疫苗、二价口服脊髓灰质炎减毒活疫苗和甲肝疫苗均已通过世界卫生组织预认证。现今的新冠病毒疫苗，我们也没有被落下，正迎头赶上，目前已经有四款疫苗在国内获批附条件上市、一款疫苗获准紧急使用，供国内外民众自愿选择接种，中国疫苗正在走向世界！

（编者：汪曦　余平　审稿：纪洁）

参考文献

[1] 江永红. 中国疫苗百年纪实：上下卷 [M]. 北京：人民出版社，2020.

[2] 国家药品监督管理局. 2019 年安全用药月宣传册·科学认识疫苗接种 [M]. 2019.

[3] 宋莉. 1950 消灭天花：人类免疫成功的典范 [J]. 中国医院院长，2009，19（v.8）: 26-27.

[4] 山东省卫生史志编纂委员会. 山东省卫生志 [M]. 济南：山东人民出版社，1992: 348-349.

[5] 河北省地方志编委会. 河北省志 · 卫生志 [M]. 北京: 中华书局, 1995: 204.

[6] 安徽省地方志编纂委员会. 安徽省志 · 卫生志 [M]. 合肥: 安徽人民出版社, 1996: 289.

[7] 广西壮族自治区卫生和计划生育委员会. 广西通志 · 医疗卫生志 [M]. 南宁: 广西人民出版社, 1999: 124.

[8] 江苏省地方志编纂委员会. 江苏省志 · 卫生志（上）[M]. 南京: 江苏古籍出版社, 1999: 265.

[9] 吉林省地方志编纂委员会. 吉林省志 · 卫生志 [M]. 长春: 吉林人民出版社, 1992: 28.

[10] 北京卫生志编纂委员会. 北京卫生志 [M]. 北京: 北京科学技术出版社, 2001: 195.

[11] 中央人民政府卫生部, 军委卫生部. 中央两卫生部指示: 开展军民春季防疫, 各级政府、部队、团体、医务人员应把此项工作看成当前紧急任务之一 [J]. 人民日报, 1950-02-11.

[12] 中央人民政府卫生部. 中央人民政府卫生部一九五〇年工作计划大纲 [J]. 健康报, 1950-05-04.

[13] 中央人民政府卫生部. 中央人民政府卫生部贺诚副部长在第一届全国卫生会议上的总结报告 [J]. 山东政报 .1950（10）.

[14] 中央人民政府政务院. 中央人民政府政务院指示各地发动秋季种痘运动 减少人民生命财产重大损失 [J]. 健康报, 1950-10-26.

[15] 中央卫生部. 争取早日彻底消灭全国各地天花 中央卫生部颁发种痘暂行办法 通令全国各地各级卫生机关切实执行 [J]. 健康报 .1950-10-26.

[16] 卫生部. 扩大国家免疫规划实施方案 [J]. 中国疫苗和免疫, 2008, 14（2）: 183-186.

[17] 刘兆秋, 白云骅, 郑东旖. 我国免疫规划疫苗和非免疫规划疫苗简介及应用建议 [J]. 中华儿科杂志, 2020, 58（6）: 524-526.

[18] 世界卫生组织. 关于免疫和疫苗安全的问答 [EB/OL]. http://www.who.int/features/qa/84/zh/ Multiple Vaccines and the Immune System.CDC.https://www.cdc.gov/vaccinesafety/concerns/ multiple-vaccines-immunity.html.

[19] Vaccine Administration.CDC. Vaccine Recommendations and Guidelines of the ACIP[EB/OL]. https: //www.cdc.gov/vaccines/hcp/acip-recs/general-recs/administration.html .

[20] Timing and Spacing of Immunobiologics.CDC. General Best Practice Guidelines for Immunization: Best Practices Guidance of the Advisory Committee on Immunization Practices (ACIP) [EB/OL]. https://www.cdc.gov/vaccines/hcp/acip-recs/general-recs/timing.html.

[21] CDC.Immunization Schedule for Infants and Children (Birth through 6 Years) [EB/OL]. https:// www.vaccines.gov/who_and_when/infants_to_teens/child.

[22] CDC. Table 1. Recommended Child and Adolescent Immunization Schedule for ages 18 years or younger, United States, 2021[EB/OL]. https://www.cdc.gov/vaccines/schedules/easy-to-read/ child.html.

[23] Stanley A Plotkin，Walter A Orenstein，Paul A Offit. 疫苗学 [M]. 梁晓峰, 罗凤基, 封多佳, 主译. 6 版. 北京: 人民卫生出版社 .2017.

[24] Jan E Drutz. Standard Immunization for Children and Adolescents [EB/OL]. Uptodate 临床顾问. 2020-03-14.

[25] 国家卫生健康委员会. 预防接种工作规范（2020 年版）[EB/OL]. 2020.

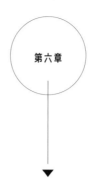

第六章

新的战场

同许多新生事物一样，疫苗的研制和推广不会是一帆风顺的。兼听则明，让我们回顾一些疫苗研制和推广接种过程中出现的一些怀疑、否定和反对的声音，以更为全面地认识并判断其中的是非曲折，对疫苗的未来做一展望。

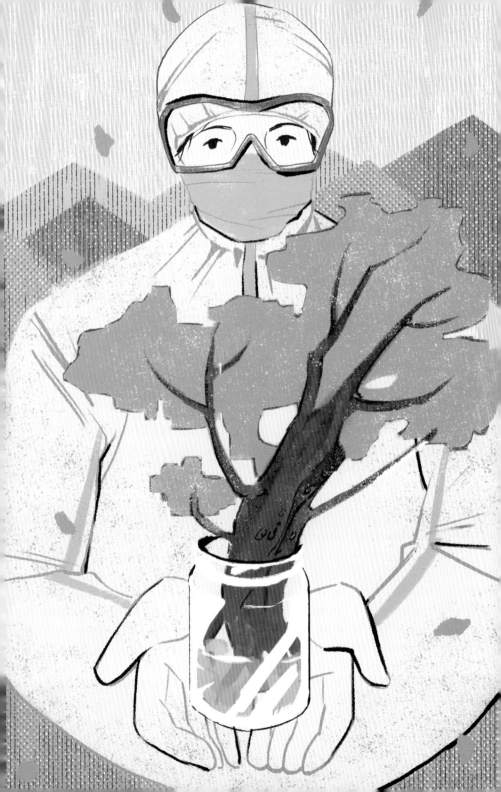

疫苗应用的阻碍

从人类消灭天花，控制霍乱、流感、乙肝的流行，到现阶段我们正在努力地消灭脊髓灰质炎、消除麻疹、控制并降服新冠肺炎，都离不开疫苗的使用。虽然疫苗接种在预防疾病方面取得了巨大的成绩，但是，疾病对人类的威胁仍然广泛存在。但要让疫苗遍及世界每一个角落，还要迎接来自三个方向的阻碍。

疫苗应用的公平性

疾病负担最高的低收入和中等收入国家引入新疫苗的速度慢于高收入国家。例如，2010 年，87%的高收入国家将肺炎球菌多糖结合疫苗纳入免疫规划，而只有 2%的低收入国家将该疫苗纳入免疫规划。

我们也已看到，从新冠病毒疫苗被附条件批准上市以来，高收入国家囤积疫苗，而贫穷国家一剂难求，一定程度上出现疫苗分配的不公平性。

2021 年 1 月 18 日，在世界卫生组织召开的第 148 届执行委员会会议上，世界卫生组织总干事谭德塞指出，疫苗虽然给一些人带来希望，但也成为世界贫富壁垒上的又一块砖石。世界卫生组织发布的数据显示，目前至少有 49 个高收入国家已接种了超过 3 900 万剂新冠病毒疫苗，而一个最低收入国家只得到了 25 剂，全球 95%已接种疫苗的人员仅局限在 10 个国家。贫富从来都不应是取舍生命健康权的依据。在这场新冠肺炎大流行中，疫苗是战胜病毒的有力武器。接种疫苗的人口越多，阻断病毒传播的可能性越大。疫苗得到公平分配正是全球战胜疫情的重要一步。

免疫覆盖率

免疫覆盖率在国与国之间以及同一国家不同地区之间均存在差异。2010 年，低收入国家 3 剂次百白破疫苗和麻疹疫苗的平均覆盖率分别比高收入国家低 16% 和 15%。在一些国家，农村地区的麻疹疫苗覆盖率比城市地区低 39%。在另一些国家，1/5 最贫困人口的麻疹疫苗覆盖率比 1/5 最富裕人口的麻疹疫苗覆盖率低 58%。2010 年至 2018 年，全球三剂次百白破疫苗的覆盖率维持在 86% 左右。2018 年，1.16 亿婴儿接受了三剂次百白破疫苗，比 2010 年增加了约 490 万。尽管如此，每年仍有近 2 000 万名婴儿没有获得全套推荐疫苗。

不同国家和地区的疫苗覆盖率差异很大。经济地位和社会边缘化仍然是与低覆盖率相关的关键因素，越来越多的城市贫困社区以及偏远的农村社区仍得不到充分的疫苗服务。国家财富虽是一个重要因素，但不是成功的唯一驱动力——一些低收入国家已经实现了公平的高覆盖率，而一些高收入国家落在后面。有些国家近十年来疫苗覆盖率一直低下，而有些国家，包括几个受冲突以及经济和社会危机影响的国家，疫苗覆盖率开始出现下降趋势。虽然许多疫苗的覆盖率有所提高，但国家内部和国家之间仍然存在诸多不平等。2018 年，每个地区 3 剂次百白破疫苗覆盖率均达到 80% 及以上的国家只占了所有国家的 1/3。

冷链和物流

世界卫生组织在全球为多种疾病的防控开展了疫苗接种项目。在推进疫苗接种工作中，在保证有效的冷链条件下配送到各地面临着巨大的挑战。疫苗的配送不同于其他物品，为了确保疫苗的有效性，疫苗从生产厂家出厂，到接种到每个接种对象，需要全程保持在适当的温度中，绝大多数的疫苗需要在 2~8℃的冷链条件下运输和存储，有的甚至对冷链条件要求更高。如果脱离这个适宜的温度，温度过高或者温度过低，都可能对疫苗的效价产生严重影响，进一步影响疫苗的有效性甚至安全性。现阶段，疫苗可以通过冷藏的航空、航海和陆地运输到全球各地。但是在一些贫穷的国家和地区，因为没有便利的交通，疫苗很难通过上述途径便捷送达。为了将疫苗送到偏远的地区，疫苗接种工作者只能通过自行车或者步行等方式，经过数小时的翻山越岭，通过简易的冷藏箱或者冷藏包，把疫苗带到村庄中给那里的儿童接种。

"反疫苗运动"：荒谬的浪潮

疫苗从诞生之日起，反对的声音就如影随形。历史上，有三次非常有影响的"反疫苗运动"。第一次是反天花疫苗接种运动，第二次是 20 世纪 70 年代中期的抵制百白破疫苗运动，第三次是麻腮风疫苗与自闭症事件。

琴纳发现牛痘疫苗后，于 1798 年发表了《一次乳牛天花因果调查：在英国西部格洛斯特郡发现的一种病，称作天花》的论文，遭到了英国皇家学会拒绝，并遭受到来自卫生、宗教、科学和政治上的公开反对。英国皇家医学会专门创办《牛痘纪事》杂志，通过发表演讲和撰写文章攻击牛痘接种，认为接种牛痘后，会使人出现牛的特征。牧师认为"疫苗来自动物，违反习俗""疾病是上帝用来惩罚尘世间罪恶的"，认为种痘是"渎圣"的行为。在天花暴发时，天主教徒拒绝接种牛痘，宣称静待上帝"惩罚与判决"。记者们鼓吹："谁能保证人体内部不发生使人逐渐退化为走兽的变化呢？"法国艺术家用漫画造谣说，谁接种牛痘疫苗，头上就会长出牛角。有人公开焚烧琴纳医生画像，组织流氓无赖骚扰他的住宅，散发传单破坏他的声誉。

1853 年，英国采取国家权威手段强制民众接种天花疫苗。1867 年英国颁布新的疫苗法令，凡是无正当理由拒绝给孩子接种疫苗的父母将受到惩罚。当时，这个法令遭到很多人反对，英国的反疫苗联盟和反强制接种疫苗联盟应运而生，由此拉开了国际反疫苗运动的大幕。1885 年 3 月，有 8 万～10 万人参加的莱斯特反疫苗接种示威游行，使反疫苗运动达到高潮。游行中最引人注目的是 1 位年轻的母亲和另外 2 位男性，他们高举横幅，上面写着他们决定向警察投案自首，并愿意接受监禁，只要不给他们的孩子接种疫苗……

不过随着反疫苗运动的发展，英国接种疫苗的强硬立场逐渐软化。1896 年，英国成立的一个研究疫苗接种的独立委员会，裁定疫苗接种可以帮助人们免于天花感染，但建议法律中去除对拒绝接种者的处罚。1898 年，《预防接种法》去除了处罚条款，引入了"出于良心拒绝"条款，让不相信疫苗接种安全性和有效性的父母获得处罚豁免，反疫苗运动的该项主张也被采纳。

1879 年，反疫苗接种运动蔓延到了美国。但是，1902 年的天花暴发给了反对者们一记响亮的耳光。马萨诸塞州居民亨宁·雅各布森以"人身权利"为由，拒绝接受疫苗接种遭到刑事指控；在地方法院败诉后，雅各布森上诉到美国最高法院；1905 年，联邦最高法院裁决，面对传染性疾病事件，国家可以制定强制性的法律来保护公众的集体利益。

"不良反应"的真相

1974年1月，伦敦大奥蒙德街儿童医院医生威尔逊在《英国医学杂志》上发表一份名为"百日咳接种的神经系统并发症"的研究报告，报告称有36名儿童在接种了百白破疫苗后出现精神发育迟缓、癫痫性脑病等症状。该报告经电视纪录片播放及报纸的报道发酵，再次引起了人们对疫苗安全性的关注和争议，引起巨大社会反响，在英国掀起一场"疫苗恐慌"。在英国"疫苗伤害者父母协会"的推动和电视新闻持续报道下，民间抵制运动高涨，蔓延至欧洲、日本，并扩散到美国、苏联和澳大利亚。

尽管英国疫苗和免疫联合委员会再三向公众确认其安全性，并启动了一项国家儿童脑病研究，证实了婴幼儿的神经疾病与免疫之间的关联度很低，但公众的疑虑仍然难以被打消。结果，很多国家的政府迫于压力，纷纷在这一问题上让步。

我们用下面这张表格来展现这场百白破疫苗风波对预防接种及疾病流行造成的影响。

真相或许会迟到，但永远不会缺席。

2006年，对14例曾被诊断为疫苗相关性脑病的患儿经基因测序，发现11例是德拉韦综合征（Dravet syndrome，钠通道基因 SCN1A 基因突变），又叫婴儿严重肌阵挛性癫痫。疾病名称过于专业，我们暂且不用去记忆。我们只要知道，这是一种国际公认但是少见的婴儿期癫痫性脑病，80%的患儿因基因突变而致病，95%属于患者自身基因突变而

百白破疫苗风波对预防接种及疾病流行的影响

国　　家	停止接种的原因	造成的后果
瑞典	百日咳是一种轻微疾病，接种百日咳疫苗出现神经系统症状	接种率从 1974 年 90% 下降至 1979 年的 12%。1980—1983 年，0～4 岁停止接种疫苗，儿童发病率达到 3 370/10 万
日本	接种疫苗后出现 2 例死亡病例	接种率由 1974 年的 80% 下降至 1976 年的 10%
爱尔兰	疫苗反应	接种率下降 30%，1985 年和 1989 年发生 2 次流行
意大利	疫苗反应	1985 年调查：＜5 岁儿童接种率仅为 40%，25%5 岁儿童患病；在 14 名 1 岁以下儿童中就有 1 人患病；在 850 例住院病例中有 1 例死亡
澳大利亚	疫苗反应	1994 年百日咳暴发，病例超过 5 000 例

不是父母遗传。言下之意就是，这些婴儿已发生基因突变，无论是否接种疫苗，这个疾病早晚都会发作。接种百白破疫苗引起的脑病实际是偶合了德拉韦综合征。

目前，国内外一系列的大型流行病学研究已证明，易发生"婴儿痉挛症"的患儿体内体液免疫紊乱（血清中存在的针对脑组织的自身抗体）才是"婴儿痉挛症"发生的根本原因。百白破疫苗因含有免疫增强剂成分，故使得接种百白破疫苗成为易发生"婴儿痉挛症"患儿潜在的触发因素。因此，在百白破疫苗说明书中已将"患脑病、未控制的癫痫和其他进行性神经系统疾病"列为该疫苗接种的禁忌证。可见，预防接种后不良反应的发生是否与疫苗相关，应当谨慎评估，科学判定。

20 世纪 80 年代，为了引导人们重新接受百白破疫苗接种，时任英国卫生大臣的女儿和威廉王子高调接种百白破疫苗。其后，疫苗控制传染病的效果被证实，人们逐渐恢复接种疫苗的信心。20 世纪 90 年代以后，百白破疫苗接种率提高到 93%，百日咳发病率随之下降，逐步恢复到中断接种前的水平。

骗局终被揭开

与其说麻腮风疫苗与自闭症事件是一起反疫苗事件，不如说是一场百年来破坏性最大的医学骗局。让我们来回顾一下这个事件。

1992 年，英国麻疹暴发。麻疹是一种发热伴出疹的呼吸道传染病，在中国俗称"出痧子"，严重的可以引起肺炎或者脑炎等并发症，曾经有将近 30% 的患者会死亡。

疫情过后，1994 年，英国采用麻疹风疹联合疫苗（简称"麻风疫苗"，不能理解为"麻风病疫苗"）开展补充免疫，短短一个月内就有 720 万名英国中小学生接种了该疫苗，从而大幅降低了麻疹的发病风险。当时除了给中小学生接种的麻风疫苗外，英国还使用了在 1988 年上市的麻疹、流行性腮腺炎和风疹联合疫苗（简称"麻腮风疫苗"）用于儿童的常规免疫。和麻风疫苗相比，麻腮风疫苗可以多预防流行性腮腺炎，同时提高免疫效率。其间，人们意识到防控麻疹的重要性，人们对接种疫苗的配合度较高。

在麻疹暴发期间，有一位名叫安德鲁·韦克菲尔德的英国皇家外科医学院医生正从事着麻疹病毒的研究，1993 年在世界顶级医学期刊《柳叶刀》上发表了麻疹病毒和克罗恩病（一种原因不明的肠道炎症性疾病，会导致死亡）的潜在联系的文章。后来被证实两者之间的潜在关系并不成立。

同期，另一名叫理查德·巴尔的律师，是一名得到英国法律援助委员会资金支持的"医疗过失专家"，也是英国某个父母维权组织的成员。当时正在起诉当年生产麻腮风疫苗的各大厂家，包括赛诺菲、葛兰素史克和默沙东。起诉的理由是：麻腮风疫苗是一个有缺陷的产品，不应该使用。当然，在当时因为证据不足，诉讼并未成功。

1995 年，一位三个孩子的母亲找到理查德·巴尔所在的道巴恩斯律师事务所进行诉讼。原因是她的一个叫威廉的孩子在接种了麻腮风疫苗后，从一个活泼聪明的孩子变得"无法说话、玩耍和失去自理能力"，并被诊断为自闭症。这位母亲自己认定导致孩子自闭症的原因就是接种麻腮风疫苗，希望得到相应的赔偿。除了要得到赔偿之外，她还将自己的孩子送到了韦克菲尔德所在的医院进行诊断和治疗，并参与了一项麻疹疫苗、克罗恩病、自闭症之间联系的研究项目当中，而这个研究项目恰恰是道巴恩斯组织的。

1996 年，在韦克菲尔德和理查德·巴尔会面之后，一场弥天大谎的大剧正式开启。1998 年，韦克菲尔德再次在医学顶级期刊《柳叶刀》上撰文，表述结肠炎（包括克罗恩病）、自闭症这两种疾病和麻腮风疫苗有关。论文中描述，12 名参与研究的儿童中，有 9 名儿童曾经患自闭症，其中 8 名在接种了麻腮风疫苗后 14 个月内出现了自闭症。

一般来说，普通人很少会关注供专业人士阅读和参考的专业杂志。但是聪明的韦克菲尔德早就意识到了这一点，不仅通过传统的方式发表自己的研究结果，还借助媒体的力量大肆宣布他的科研成果，瞬间引爆英国舆论。无数人认为接种麻腮风疫苗是一个错误的决定。韦克菲尔德自己也发声表示，在没有解决麻腮风疫苗与自闭症之间的关联问题之前，不推荐接种麻腮风疫苗，并在新闻发布会上呼吁接种麻疹、风疹、流行性腮腺炎单组分疫苗。

这篇论文发表之后，英国的麻腮风疫苗接种率从1996年的92%跌落到了2002年的84%，某些地区甚至降至61%。随着时间的推移，麻腮风疫苗的接种率不断降低，而麻腮风疫苗能够保护的相关疾病的患者越来越多。1998年全年，整个英国仅有56名麻疹确诊病例，而到了2006年仅1~5月就有449人因麻疹死亡。除了麻疹外，流行性腮腺炎病例也出现反弹，仅在2005年1月，英国就有5 000个流行性腮腺炎的确诊病例。

为了进一步坐实麻腮风疫苗和自闭症之间的关系，韦克菲尔德又在几年内发表了一篇评论论文、两篇实验室研究报告，声称在自闭症和肠道疾病儿童的样本中发现了麻疹病毒。在媒体的推波助澜之下，影响扩大到了欧美，并在西方世界催生了一场公共健康安全的大恐慌，形成了声势浩大的抵制疫苗活动。

整个事件从表面上看，韦克菲尔德和理查德·巴尔配合得天衣无缝。不过，渐渐地越来越多的人开始怀疑这项研究的真实性。英国政府委托多家权威医疗机构启动相关研究。经过深入研究，这些机构作出否定"麻腮风疫苗与自闭症有关"的结论。

《星期日泰晤士报》一个叫布莱恩·迪尔的记者发现，这篇论文背后的问题并不简单，涉及金钱交易。在调查中发现，为了收集"麻腮风疫苗有害"的证据，韦克菲尔德收取了55 000英镑的费用。作为利益相关方，韦克菲尔德拿了钱却没有在论文中进行声明，因此这篇论文并不能排除经济问题。理查德·巴尔除了以顾问费的名义通过非正常途径向韦克菲尔德支付40万以上英镑外，同时还资助了关于麻腮风疫苗和自闭症的研究。

在论文发表之前，韦克菲尔德还申请了麻疹疫苗单组分疫苗的专利，并在发布会现场反对麻腮风疫苗，推荐单组分疫苗。这之间的种种关联，已经再清晰不过。

最终的事实是：论文里的 12 个孩子，每一个都是理查德·巴尔的客户，都是专门为了撰写针对麻腮风疫苗负面信息所准备的个案！在韦克菲尔德论文中所说的"9 名自闭症儿童"中，有 5 例在接种麻腮风疫苗前就已经出现自闭症症状，还有 3 例从未有过自闭症症状，仅有 1 名儿童最终确诊为自闭症。

由于学术不端行为，韦克菲尔德遭到了 4 项不诚实指控，以及 12 项虐待发育障碍儿童的指控。

2010 年，《柳叶刀》杂志正式宣布撤回那篇造假论文，韦克菲尔德本人也被取缔了执业资格，并且被列入到了科研黑名单之中。

这场骗局终于落幕，但是其对世界各地造成的影响远远没有结束。

1998 年后的 10 年间，数以百万计的儿童错过了接种，导致麻疹疫情暴发。

2012 年 3 月~2013 年 2 月，欧洲经济区国家和克罗地亚共报告 8499 例麻疹病例（英国报告 2 314 例，占总数 27%），82% 未接种麻疹疫苗。

这场骗局在美国掀起一场规模空前的"反疫苗运动"。韦克菲尔德被称为"曼德拉和耶稣的合体"，一个"反抗强权，拯救无辜孩童"的英雄。

2013 年时，美国公共政策民调基金会所做的调查显示，仍有 20% 的民众认为儿童接种麻腮风疫苗导致了自闭症。由此导致 2015 年初美国大面积暴发麻疹疫情，15 年前就已经宣布消灭的麻疹卷土重来。

跨过"疫苗犹豫"

反疫苗运动层出不穷，多个国家的政治行动与反疫苗运动联合在了一起，同时还滋生了各种组织、教派，专门宣传疫苗带来的负面影响。在社交媒体、互联网的传播作用下，反疫苗声音得以向全球扩散，并对疫苗覆盖率带来了很大的负面影响。此外，民粹主义在越来越多国家兴起，也对反疫苗运动起到了催化作用。反疫苗运动的扩散，造成的后果只能是社会上的免疫覆盖率降低，使原本已经获得的良好群体免疫力不断遭到瓦解。

如果早期对接种疫苗的态度分为"支持"与"反对"两个极端的观念，那么近年来出现了第三种情形，即"疫苗犹豫"，已经越来越引起人们的关注。何为"疫苗犹豫"？这是一种受到多种因素影响接种疫苗的行为，即介于完全接受者到完全拒绝者之间的一组异质性人群，即指延迟或拒绝接受安全疫苗接种服务。这些"犹豫"个体可能拒绝接种一些疫苗，但也可能接受其他一些疫苗或延迟接种，或表示愿意接受疫苗但不确定是否去接种。世界卫生组织估计，在全球范围内，1/5的儿童由于"疫苗犹豫"而没有完成常规免疫接种；每年有150万儿童本可以通过疫苗预防疾病而避免死亡。

产生"疫苗犹豫"的原因复杂，因时间、地点和疫苗的不同而变化。影响"疫苗犹豫"的决定因素有很多。①个人信仰，如对疫苗安全性的认识。②环境因素：如战争、冲突和其他外部环境使拒绝接种的可能性增大。③缺乏信心：如对医务人员和卫生保健系统的不信任。④误导信息：如接受反接种疫苗组织的宣传、有影响力的公众人物的相关言论。⑤自负情绪：如认为不需要疫苗，不重视疫苗。⑥便利程度：如接种疫苗路途遥远或费用较高。

越来越多的"疫苗犹豫"，给一些国家弥合免疫差距带来挑战。同时世界卫生组织指出，"疫苗犹豫"并非只是困扰贫困发展中国家的一个问题，在一些高收入国家以及接受过高等教育的人群中，排斥接种疫苗的现象也越来越严重。目前还没有一个通用的能有效应对所有的"疫苗犹豫"的方法。世界卫生组织建议对每一例"疫苗犹豫"病例进行分析、度身定制相关应对战略，以逐步改善对疫苗接种的接纳程度，其中有效交流和沟通是消除恐惧、解决关切、排除误导信息、扩大科学认知的关键。全球免疫行动的成功必须有赖于实现和保持高的疫苗接种率，因此，"疫苗犹豫"问题应该作为国家免疫规划的优先事项得到关注和应对。

守卫未来的行动

新发传染病出现、城市化加速、移徙和流离失所、冲突和政治不稳定等，都是实现全球免疫行动计划的重大挑战。高调的反疫苗接种运动、对疫苗价值的矛盾心态以及疫苗接种的政治化等，在社交媒体的兴起下得到助长，已成为令人关切的重大问题。尽管面临重大技术挑战，但就《疫苗行动计划》中强调的主要疾病，包括疟疾、结核病、艾滋病、流感等进行的疫苗开发取得了令人鼓舞的进展。伤寒和埃博拉疫苗正开始在实地使用，针对呼吸道合胞病毒等的疫苗正在研制中。此外，一系列激动人心的新发展可能会在未来十年产生重大影响。

为了帮助实现全世界均能更公平获得疫苗，免受疫苗可预防疾病的威胁，全球疫苗与免疫联盟提出制订了《2011—2020年全球疫苗行动计划》（简称《疫苗行动计划》）。各国力求到2020年时，全国疫苗覆盖率≥90%及每个地区覆盖率≥80%，加快实现对所有疫苗可预防疾病的控制。为实现这个目标，疫苗10年工作组在全球范围内与各国的政府官员、卫生专家、学者、厂商、国际机构发展伙伴、民间组织、媒体和私营部门通力合作，共同确定在10年中需要实现的疫苗开发和免疫接种目标。

过去十年，我们面临了一些重大挑战：免疫接种在国家内部和国家之间仍然分配不均，城市化加速、移徙和流离失所、冲突和政治不稳定、中等收入国家负担不起新疫苗、地方和全球疫苗供应意外短缺以及"疫苗犹豫"现象加剧。全球范围内，基本疫苗的覆盖率停滞不前。尽管付出了巨大努力，脊灰仍未被消灭，而麻疹正在令人担忧地复苏。

面临严峻挑战的同时，免疫接种也取得了巨大进展。获得疫苗接种的儿童比以往任何时候都多，越来越多的国家引进了新疫苗，全球研究与开发（研发）领域正在源源不断产生新的和改良的疫苗。疫苗学技术在不断更新和发展。疫苗10年工作组在《疫苗行动计划》的优点和过去10年的经验教训基础上，重新制定了到2030年的全球免疫战略。

疫苗的明天　　　　**接种方式上的改变和探索**

目前，通常采用注射方式接种疫苗，不仅给受种者带来畏惧和疼痛，也经常引起医务人员的损伤；

注射需要额外的器材费用和专业的工作人员操作。同时，如果注射器和针头在没有充分消毒的情况下被重复使用，会增加血液传播疾病的风险，成为公共卫生隐患。此外，注射器如果未经正规处理，也会对环境造成污染。因此，无针疫苗传递系统已经成为世界卫生组织重点关注的项目之一。

（1）黏膜免疫接种技术：黏膜广泛分布于机体的呼吸道、消化道及泌尿生殖道表面，形成使机体免受外界各种病原微生物侵犯的天然屏障。黏膜上的上皮细胞及其相关的分泌腺可以分泌杀菌物质，辅助消灭病原微生物。同时，黏膜上还有大量的免疫细胞抵御外界入侵。通过黏膜途径免疫接种的抗原，可以在局部和临近的部位产生免疫应答，也可以在其他部位的黏膜表面诱导免疫应答。这为抵御呼吸道、消化道及泌尿生殖道传播的病毒，研发新型疫苗提供了可能。目前研制的黏膜疫苗主要通过口服、鼻喷和经阴道或直肠免疫途径。

（2）经皮免疫接种技术：经皮免疫是将佐剂及疫苗抗原外敷于完整皮肤来诱导免疫。皮肤是人体最大的免疫器官。皮肤上有一种细胞叫作未成熟的树突状细胞。当皮肤受到外界侵害时，这个细胞活化，吞噬能力增强，在皮肤表面摄取抗原后，转移给局部淋巴结，自身转化为成熟的树突状细胞，从而激发免疫应答。

（3）无针注射：其实质是无针喷射，采用高压动力，以高速将疫苗挤入皮肤的技术。疫苗在压力的驱动下通过1个微孔以微型雾化的喷射流进入皮肤，并在注射部位的皮下组织中扩散，消除了因针头注射造成的皮肤创伤，基本无痛，受种者可以自行给药，易于接受。

（4）微针簇：微针簇由400枚被药物包裹的固体硅针管或装有药物溶液的金属针管组成，每个微针长150微米，呈20微米×20微米点阵排列。由于微针簇只穿透角质层和表皮，没有触及神经末梢，基本不痛。

（5）基因枪：利用经放电或机械加速的金属颗粒对细胞击孔，插入外源基因。基因枪对外源基因要求高，以及需要特殊的设备，制约了该技术的应用。

（6）利用昆虫进行免疫接种：将一种外来基因植入昆虫体内，令其唾液腺改变，当昆虫吸吮人体血液时，唾液腺会产生化学物质，该化学物质会使被叮咬者体内产生相应的抗体。

探索研究新疫苗

疫苗的研制技术可分传统疫苗和新型疫苗。传统疫苗包括灭活疫苗、减活疫苗；新型疫苗主要指使用基因工程技术生产的疫苗，包括亚单位疫苗、载体疫苗、核酸疫苗、基因缺失疫苗、遗传重组疫苗、合成肽疫苗和抗独特型抗体疫苗等。

根据疾病的严重性和防控的需要，世界各国正在利用多种研制技术开展各类疫苗的研发。有的研发针对多年来未能攻克的传染病的疫苗，如登革热疫苗、艾滋病疫苗等；有针对防控新发传染病的疫苗，如埃博拉疫苗、寨卡病毒病疫苗以及新冠肺炎疫苗等；有用于治疗和预防癌症的疫苗如宫颈癌疫苗；有预防寄生虫病的疫苗，如疟疾疫苗；此外，还有一些针对患者或者特定人群的非常规疫苗，如避孕疫苗、戒烟或戒毒疫苗、变态反应疫苗、自身免疫病疫苗等，甚至为了防御恐怖分子利用生物武器制造恐怖事件的疫苗，如炭疽疫苗、鼠疫疫苗等。

十年来，针对伤寒和轮状病毒的改良疫苗以及针对登革热、脑膜炎和霍乱的新型疫苗已经获得许可并投入使用。疟疾疫苗在三个非洲国家进行试点实施研究。一种新型结核病疫苗最近被证明可减少潜伏感染向活动性结核病的发展。两款候选艾滋病疫苗的关键功效试验正在进行中。在西非埃博拉疫情期间，获得了关于埃博拉候选疫苗的效力数据，2019 年在刚果民主共和国部署了一款埃博拉疫苗。

创新型疫苗平台正在建立，新形势促进快速开发针对特定菌株的新疫苗、广谱中和抗体等新型预防性干预措施的出现，更多预防非传染性疾病的疫苗、治疗性疫苗以及针对性传播感染的疫苗纷纷在研制中。2019 年12 月新发的新冠病毒肺炎疫情暴发以来，世界各国投入到新冠肺炎疫苗研发竞赛中，研发中的新冠疫苗产品多达 180 余款，涉及各种生产工艺。不到 1 年的时间，人们已经开始大规模接种新冠肺炎疫苗，创下了新疫苗研发最短时间的记录。

　　诺贝尔经济学奖获得者阿马蒂亚·森指出："健康同教育一样，是体现人类生命价值的基本元素。"健康是人类孜孜不倦追求的目标，接种疫苗是最好的健康投资。

　　诺贝尔和平奖获得者纳尔逊·曼德拉说："免疫是一项伟大的公共卫生成就，它挽救了无数儿童的生命，并使数以万计的人们拥有更健康、更长寿的生活，从而在免遭痛苦的情况下获得更多机会去学习、玩耍、读写以及随意活动。"

　　而在比尔·盖茨眼里，医学的进步，使人类可以通过接种疫苗来预防和治疗多种疾病，许多儿童的生命也因此得到挽救。

　　疫苗是健康的防火墙，免疫接种是健康和福祉的基础。通过接种疫苗，2000—2018 年估计避免了 3 500 万人死亡，疫苗可预防疾病的死亡人数几乎减少了一半。这充分说明：疫苗是预防疾病最经济、有效的手段。

　　与疾病的斗争永远不会停止，人类需要更强大、更全面、更先进的战斗武器和更坚固的盾牌，疫苗的明天必将辉煌！

（编者：蒋丽丽　审稿：纪洁）

参考文献

［1］ 刁连东，孙晓冬．实用疫苗学 [M]．上海：上海科学技术出版社，2015.

［2］ 和音．促进全球疫苗公平分配 [N]．人民日报，2021-02-08(03). https://finance.sina.com.cn/review/hgds/2021-02-08/doc-ikftssap4705288.shtml.

［3］ 崔越．疫苗"争夺战"加剧全球疫苗分配不均 [EB/OL]．人民网－国际频道，2021-02-10. http://world.people.com.cn/n1/2021/0210/c1002-32028352.html.

［4］ 环球时报．可怕，欧洲的"报应"这就来了 [EB/OL]．环球时报搜狐号，2018-09-06.https://www.sohu.com/a/252182279_419351.

［5］ 医脉通．百白破疫苗曾在英国被抵制，结果……[EB/OL]．医脉通，2018-08-04. https://news.medlive.cn/all/info-news/show-147187_259.html.

［6］ Samuel F Berkovic, Louise Harkin, Jacinta M McMahon, et al. De-novo mutations of the sodium channel gene SCN1A in alleged vaccine encephalopathy: a retrospective study[J]. *Lancet Neurol*, 2006, 5(6): 488–492.

［7］ Anne M McIntosh, Jacinta McMahon, Leanne M Dibbens, et al. Effects of vaccination on onset and outcome of Dravet syndrome: a retrospective study[J]. *Lancet Neurol*, 2010, 9(6): 592–598.

［8］ 卤煮疫苗．世界自闭症日：利益驱使的弥天大谎——麻腮风疫苗与自闭症 [EB/OL]．健康界，2020-04-03. https://www.cn-healthcare.com/articlewm/20200403/content-1100771.html from=singlemessage.

［9］ WHO.Immunization Agenda 2030: A Global Strategy to Leave No One Behind[EB/OL]. 2020-04-01. https://www.who.int/teams/immunization-vaccines-and-biologicals/strategies/ia2030.

◇ 上海市科委科普项目资助 ◇
项目编号：20DZ2312100